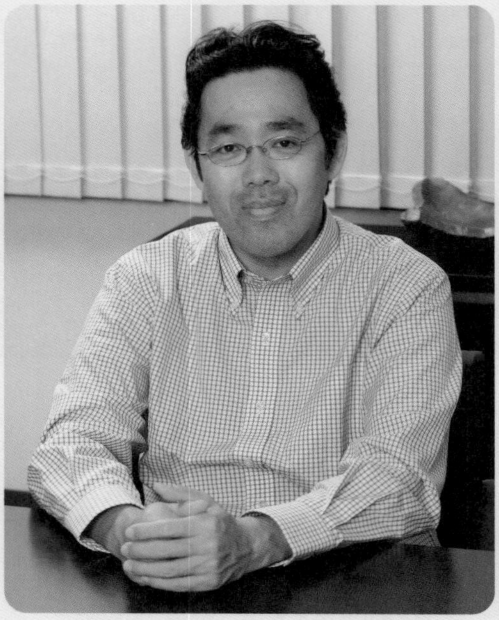

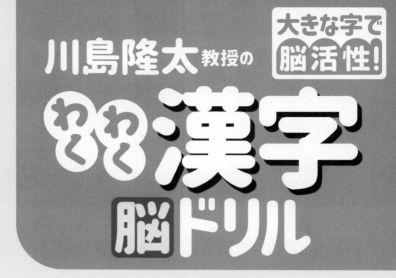

川島隆太教授の

大きな字で脳活性!

わくわく漢字脳ドリル

監修
川島隆太（東北大学教授）

遊びながら認知機能を向上させましょう!

- 本書「脳ドリル」は脳活性実験で前頭葉の血流増加効果のあった問題を収録しています。
- 楽しみながら「記憶力」「認知力」「注意力」の向上が期待できます。

もくじ

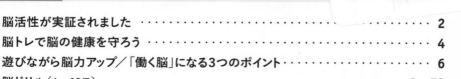

脳の前頭葉の血流が増え 脳活性が実証されました

脳の前頭前野《ぜんとうぜんや》の機能低下を防ぎましょう

年齢を重ねていくうちに物忘れが多くなり、**記憶力や注意力、判断力の衰え**が始まります。このような衰えの原因は、脳の前《ぜん》頭葉《とうよう》にある前頭前野《ぜんとうぜんや》の機能低下です。脳が行う情報処理、行動・感情の制御はこの前頭前野《ぜんとうぜんや》が担っており、社会生活を送る上で非常に重要な場所です。そこで、脳の機能を守るためには、前頭前野《ぜんとうぜんや》の働きを活発にすることが必要となってきます。

脳の活性化を調べるために多数実験しました

脳の前頭前野《ぜんとうぜんや》を活発にする作業は何なのか、多数の実験を東北大学と学研の共同研究によって行いました。その時の様子が下の写真です。

漢字や熟語の読み書き、音読、足し算や掛け算などの単純計算、なぞり書きの書写、イラスト間違い探し、文字のパズル、また写経やオセロ、積み木など幅広い作業を光トポグラフィという装置を使い、作業ごとに**脳の血流の変化**を調べていきました。

読み書き計算
イラスト間違い探し
漢字パズル など
多数の作業を
実験しました

本書「脳ドリル」の実験風景

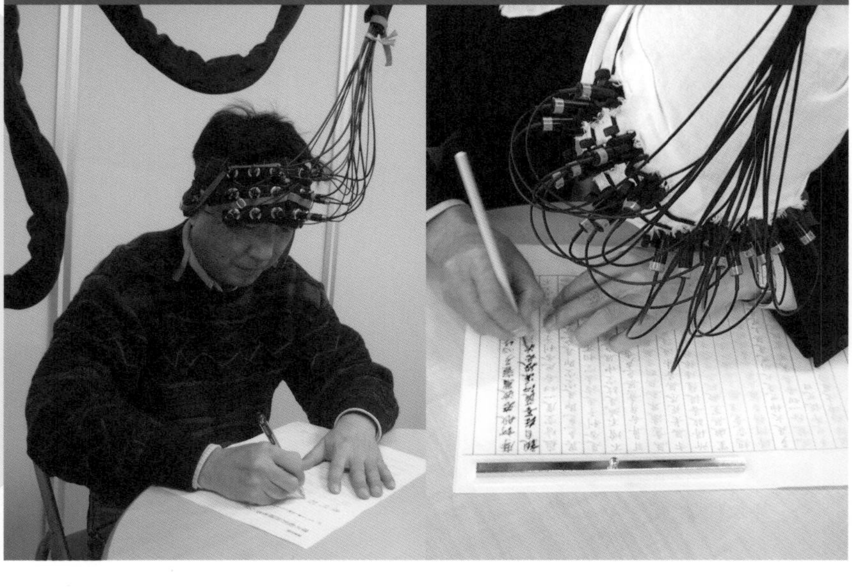

脳の血流変化の実験画像

▼実験前（安静時）

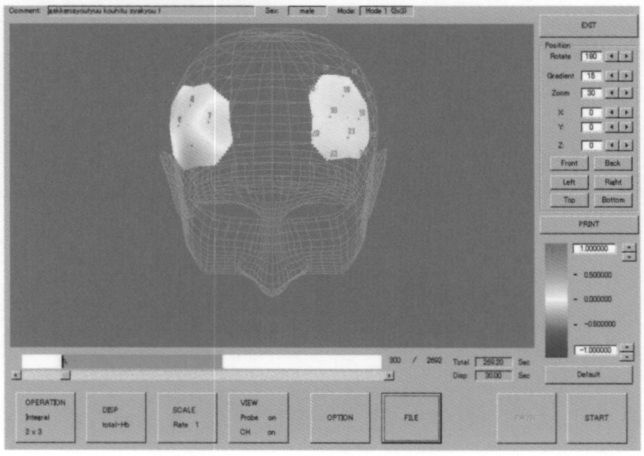

▼脳ドリルの実験

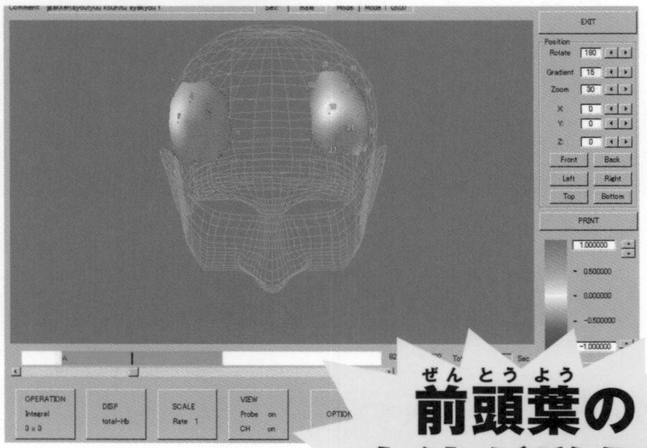

前頭葉《ぜんとうよう》の血流が増えて活性化!

脳ドリルで前頭葉《ぜんとうよう》の働きがアップ

実験の結果、本書に掲載している漢字や熟語、言葉の読み書きや間違い探しなど、各問題に取り組むと上の画像のとおり前頭葉《ぜんとうよう》の血流が増え、脳が**非常に活性化していることが判明**しました。

手先をデリケートに使う文字の読み書きや、記憶をたどって解く漢字のパズル、また細かな違いを見分ける間違い探しなど、前《ぜん》頭葉《とうよう》の働きを高めることが実証されたのです。

カンタンなパズルで認知機能を向上

実験で行ったパズルは難しいものは一切なく、カンタンな問題ばかりです。実はこうしたカンタンなパズルをどんどん解くほうが、より脳を活性化させることが科学的に証明されているのです。カンタンな問題をどんどん速く解くことで頭の回転力が高まり、脳の前頭前野《ぜんとうぜんや》をきたえることができます。**脳活性の効果が高い本書「脳ドリル」**で、脳の前頭前野《ぜんとうぜんや》をきたえることができますから、認知機能の向上が期待できます。

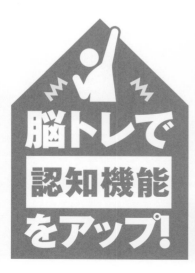

脳トレで
認知機能
をアップ!

本書の脳ドリルを集中して解く

▼

脳の前頭葉《ぜんとうよう》の血流が増えて脳活性!

▼

記憶力・認知力・注意力・集中力が向上

脳トレで脳の健康を守ろう！
前頭前野《ぜんとうぜんや》をきたえる習慣が大切

脳の機能低下は前頭前野《ぜんとうぜんや》の衰えが原因

「知っている人の名前がでてこない」「台所にきたのに何をしにきたのかわからない」そんな経験をしたことはありませんか。脳の機能は、実は20歳から低下しはじめることがわかっており、年をとりもの忘れが多くなるのは、自然なことです。ただ、脳の衰えに対して何もしなければ、脳の機能は急激に下がっていくばかり。やがて社会生活を送ることが困難になっていきます。

脳の前頭前野《ぜんとうぜんや》が衰えていくと、思考力や判断力が低下して「他人との会話がうまく理解できない」「イライラを我慢できずキレやすくなる」などの症状がみられるようになります。

このように、**前頭前野《ぜんとうぜんや》は「話す」「聞く」「判断する」「コミュニケーション」「行動や感情のコントロール」**など、私たちが生活する上で**全ての指令**を出しているのです。

人間らしい生活に重要な「前頭前野《ぜんとうぜんや》」の働き

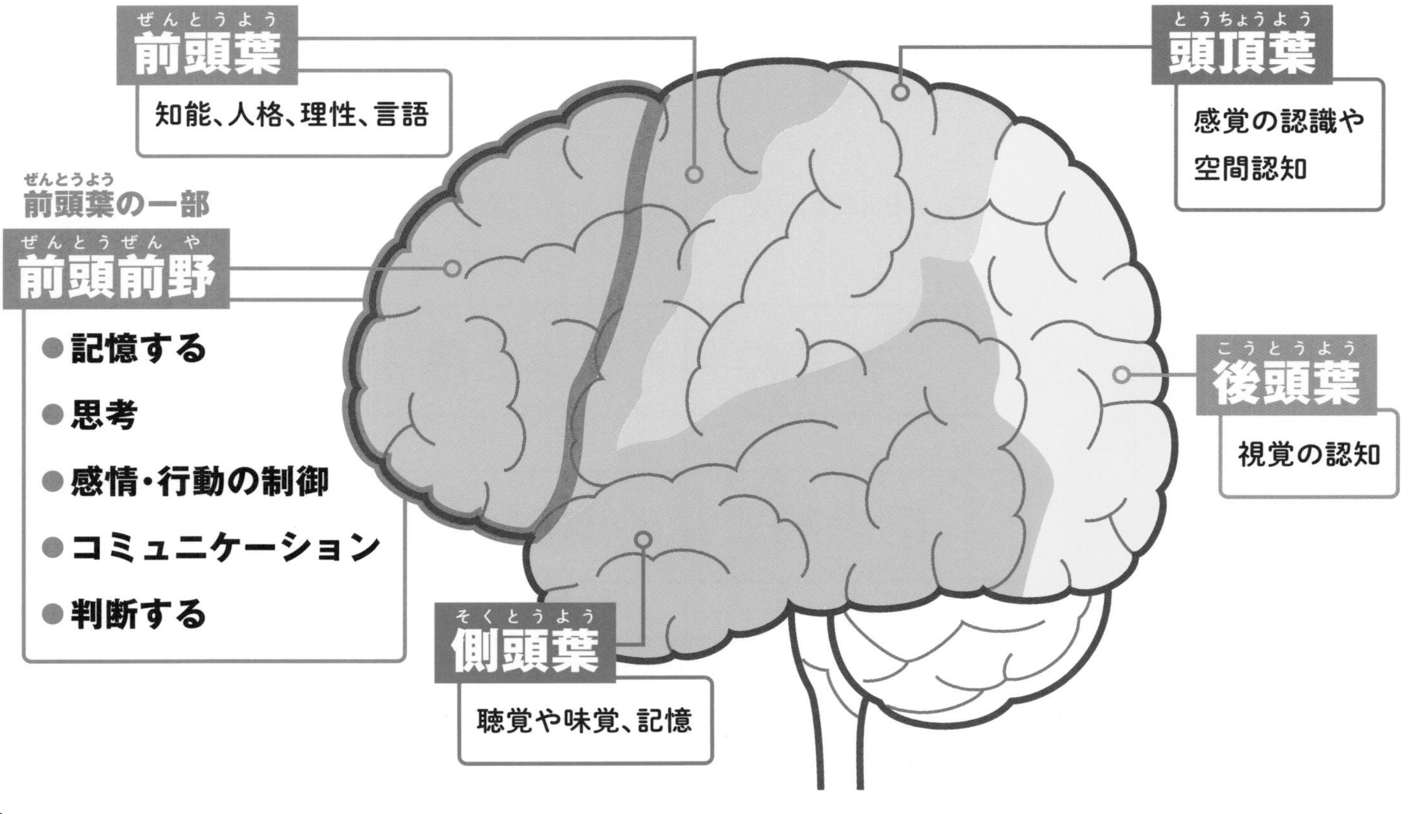

何歳でも脳トレで認知機能が向上する

脳を正しくきたえて前《ぜん》頭《とう》前《ぜん》野《や》を活性化!

歳をとれば体の働きが低下するのと同様に、脳の働きも低下していきます。しかし何もしないで歳をとるのは賢くありません。脳の健康を保つための習慣を身につければ、歳をとってもいきいきと暮らすことができるのです。

私たちの研究では、どの年代であっても**脳をきたえると脳の認知機能が向上**することが証明されています。

体の健康のために体を動かすのと同様に、脳を正しくきたえることでその低下を防ぎ、活発に働くように保つことができるのです。特に有効な作業が、実際に手を使って文字や数字を書くこと。そう、わかりやすくいえば「読み書き計算」です。

本書に直接書き込み脳をきたえましょう

ではテレビを見たり、スマホを使ったりするときの脳はどうでしょうか？ 実は脳の前《ぜん》頭《とう》前《ぜん》野《や》はほとんど使われていません。パソコンやスマホで文字や文章を入力する際は、画面に出てくる漢字の候補を選択するだけですから、漢字を書く手間も思い出す手間もいらないので、脳を働かせていないわけです。

鉛筆やペンを手に持ち、頭を働かせながら誌面に文字や言葉を直接書きこみ、脳をきたえていきましょう。

本書の文字パズルでは昔習った漢字や言葉を思い出したり、文字を組み立てたりすることで**記憶力や理解・判断などの認知力**をきたえます。

間違い探しパズルでは細部の違いを見分けるための**注意力と集中力**をきたえていきます。毎日10〜15分でいいですから、脳の健康を守ることを習慣づけましょう。

脳トレの効能

文字パズル ▶ **記憶力・認知力をアップ**

間違い探し ▶ **注意力・集中力をアップ**

脳ドリルで遊びながら脳力アップ!

各問題はどんな脳力をきたえるのか、「記憶力」「認知力」「注意力」「集中力」のマークを誌面上部にのせています。「この問題は記憶力に効く」というように、何に効くのか意識しながら集中して取り組みましょう。

記憶力・認知力UP

昔習った言葉・熟語・漢字を思い出す「記憶力」や、バラバラの文字から熟語や慣用句を組み立てる「認知力」を向上させます。

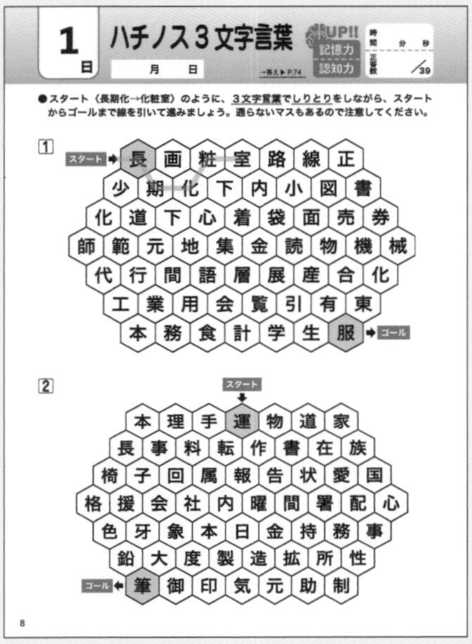

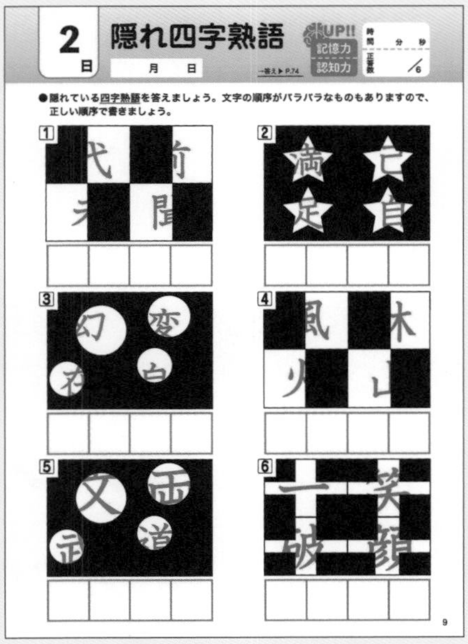

注意力・集中力UP

周囲の字と異なる字を見つける漢字絵間違い探しでは、細かい違いを見つけるための「注意力」や「集中力」を向上させます。

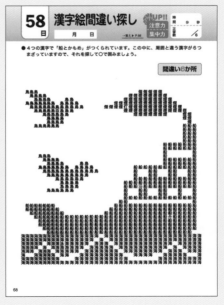

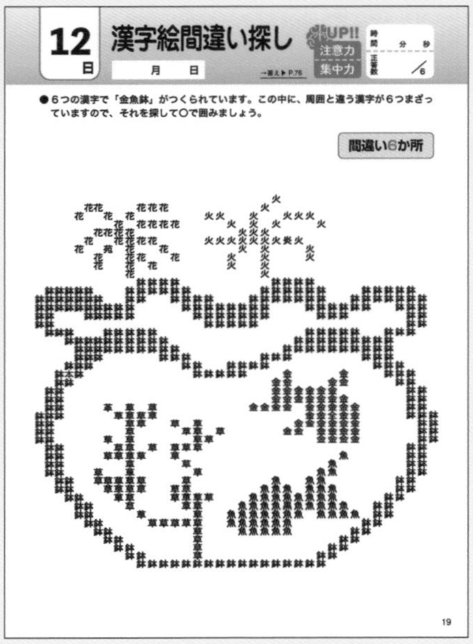

「働く脳」になる 3つのポイント

❶ 速く解く～頭の回転力が向上

脳トレ最大のポイントは「とにかく速く解く」です。間違えないようにじっくり慎重にやることはおすすめしません。自分の限界の速さでパッパッパッと猛スピードで解くことにより、脳の情報処理速度が上がっていくからです。脳トレは学校のテストとは違い、間違いは特に問題ではありません。全力で素早く解いていきましょう。

❷ 短い時間で全力集中!

脳トレに慣れると、「長い時間やったほうが脳にいい」「たくさんやるほどいい」と思うかもしれません。しかしそれは間違いです。全力の速さで解くことは脳を最大限働かせている状態ですから、30分や1時間もやると集中力が切れ、だらだらやり続けることになります。10～15分以内、短時間集中型で取り組みましょう。

❸ 毎日の日課に。作業時間を記録する

気が向いたときにやる、2～3日ごとにやるのでは脳トレの効果は全く発揮されません。短時間で毎日、集中して脳を動かす習慣がとても重要です。同じ問題で「かかった時間」が徐々に短くなっているかどうか、チェックしてみましょう。記録することで毎日の日課として習慣づけることができますよ。

1日 ハチノス３文字言葉

月　　日

→答え▶ P.74

UP!! 記憶力 認知力

時間　　分　　秒

正答数　　／39

●スタート〈長期化→化粧室〉のように、３文字言葉でしりとりをしながら、スタートからゴールまで線を引いて進みましょう。通らないマスもあるので注意してください。

1

スタート➡ 長 画 粧 室 路 線 正

少 期 化 下 内 小 図 書

化 道 下 心 着 袋 面 売 券

師 範 元 地 集 金 読 物 機 械

代 行 間 語 層 展 産 合 化

工 業 用 会 覧 引 有 東

本 務 食 計 学 生 服 ➡ゴール

2

スタート⬇

本 理 手 運 物 道 家

長 事 料 転 作 書 在 族

椅 子 回 属 報 告 状 愛 国

格 援 会 社 内 曜 間 署 配 心

色 牙 象 本 日 金 持 務 事

鉛 大 度 製 造 拡 所 性

ゴール⬅ 筆 御 印 気 元 助 制

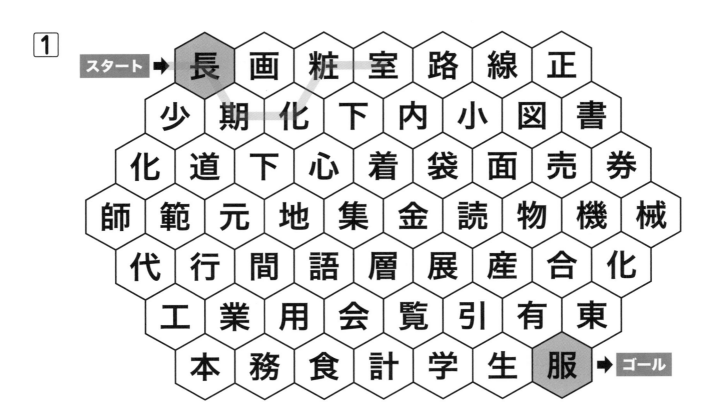

隠れ四字熟語

月　日

→答え▶ P.74

UP!!
記憶力
認知力

時間　分　秒

正答数　／6

●隠れている四字熟語を答えましょう。文字の順序がバラバラなものもありますので、正しい順序で書きましょう。

1
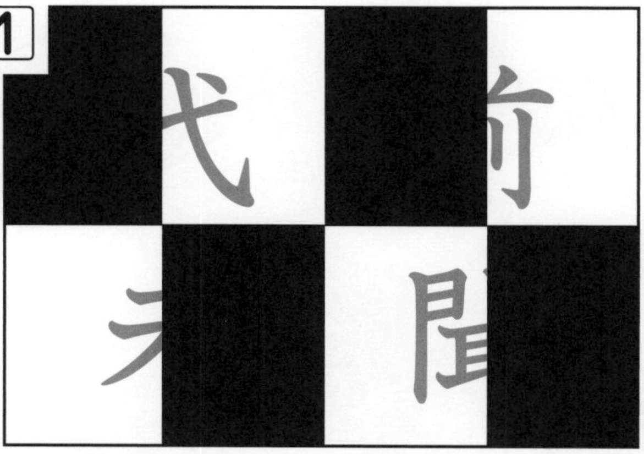

2
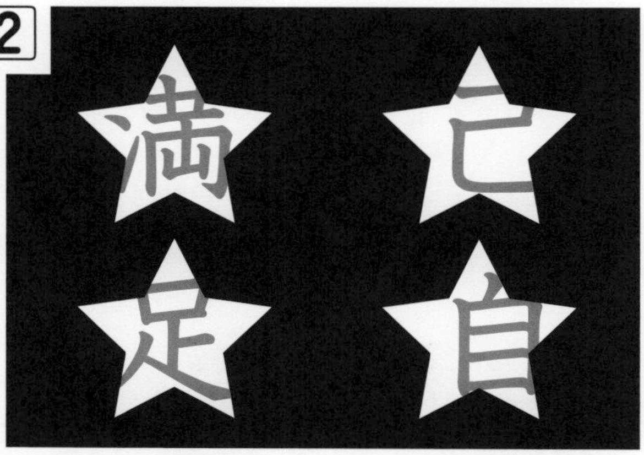

3
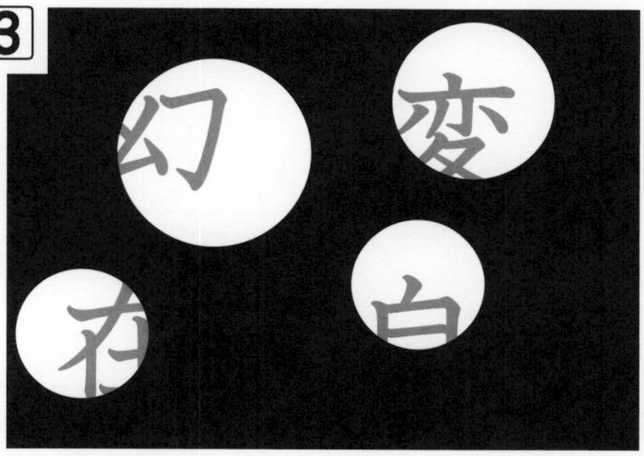

4
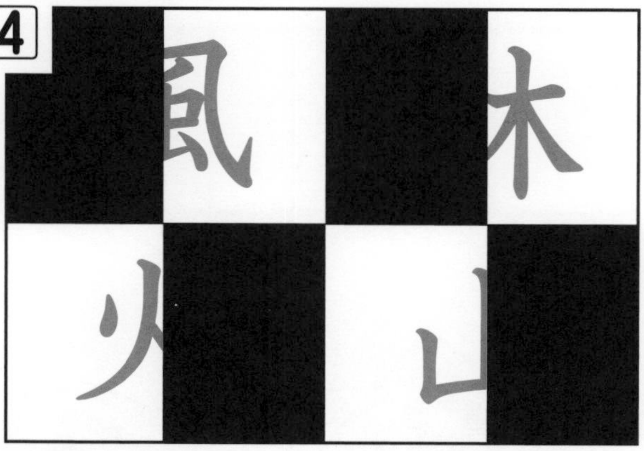

5

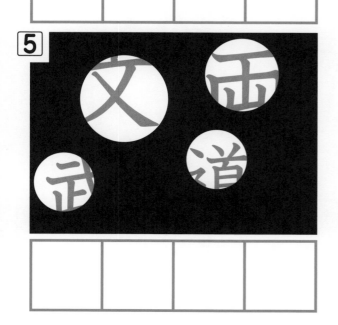

6
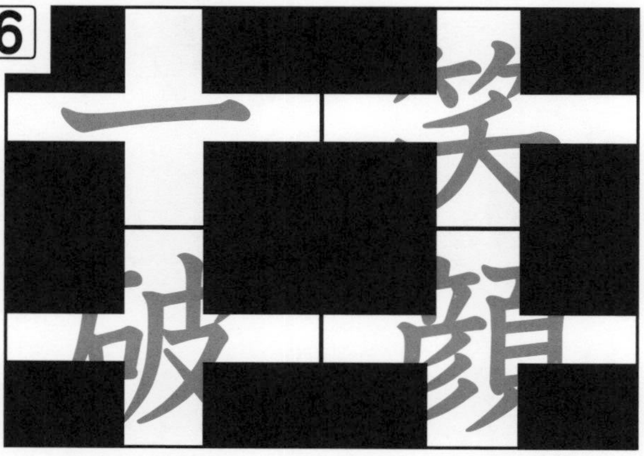

3日 慣用句パズル

月　　日

→答え▶ P.74

UP!! 記憶力 認知力

時間	分	秒
正答数		／4

●カードの字を組み合わせて、慣用句を２つずつつくりましょう。

1

い　る　上　身　狭　株　げ　肩　を　が

2

ね　足　つ　か　浮　立　す　腰　き　抜

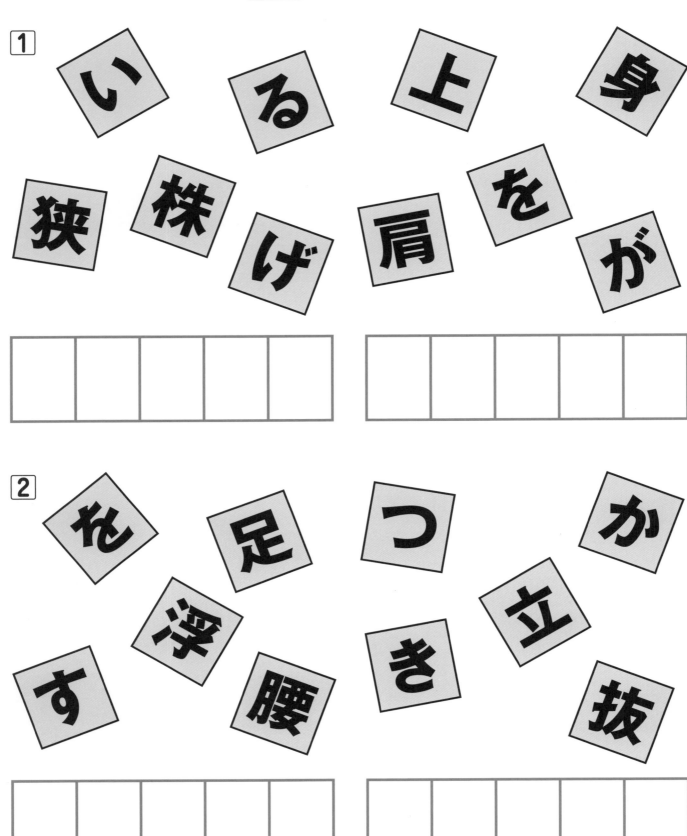

4日 クロスワード

月　日

→答え▶ P.74

UP!! 記憶力 認知力

時間　分　秒

正答数　／13

●カギの漢字の読み方をひらがなで書き、クロスワードを完成させましょう。

■	1	■	■	2		■
3			4		■	5
■		■		■	■	
■		■	6			
7		8		■	■	
	■		■	9	10	
11				■		■

※小さい字も大きく書きます。　㊝切手 きって→きつて

【タテのカギ】

1 重要
2 詩句
4 外交
5 地平線
7 模写
8 呼応
10 異議

【ヨコのカギ】

2 四季
3 就学
6 後継
7 猛攻
9 子音
11 野次馬

漢字パーツ

月　日

→答え▶P.75

UP!!
記憶力
認知力

時間　分　秒
正答数　/9

●漢字のパーツを組み合わせて、元の漢字１字をつくりましょう。

1
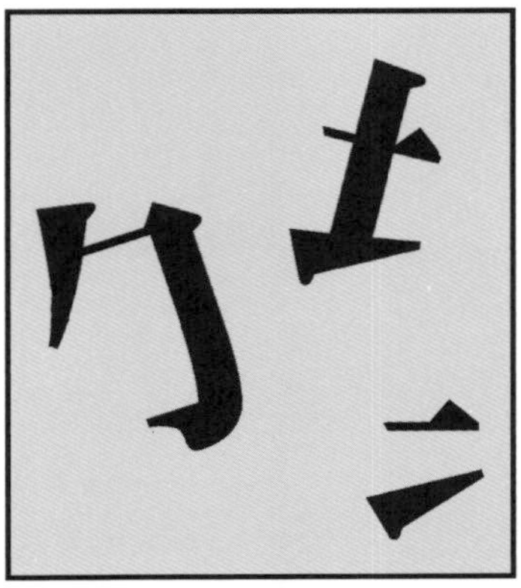
元の漢字

2
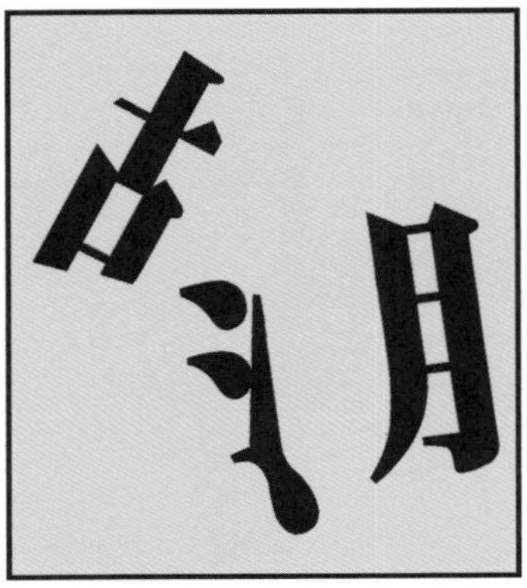
元の漢字

3
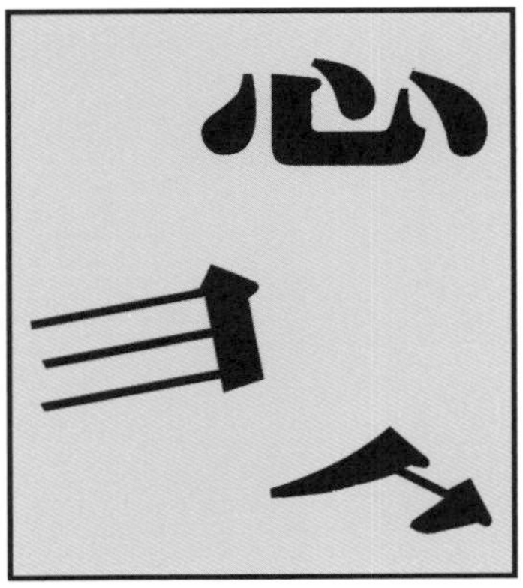
元の漢字

4
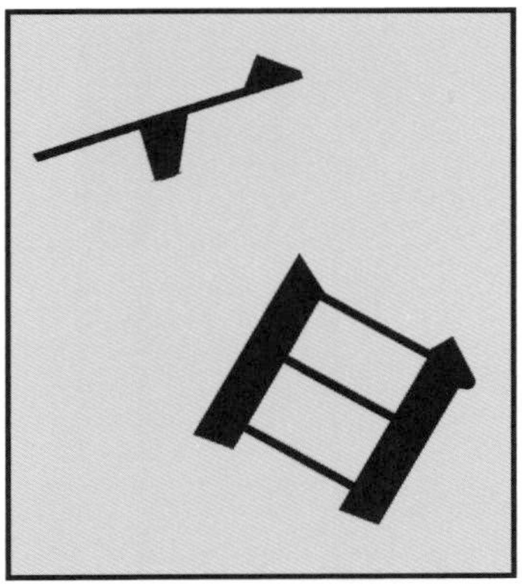
元の漢字

5
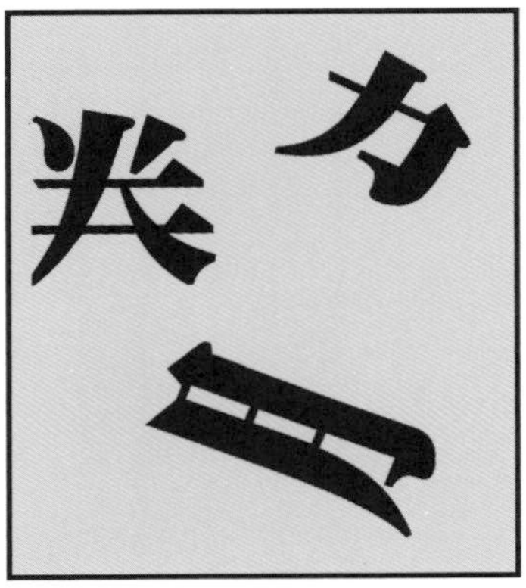
元の漢字

6
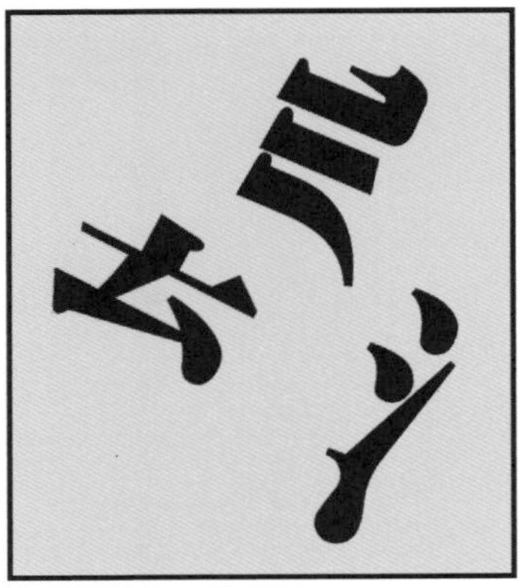
元の漢字

7
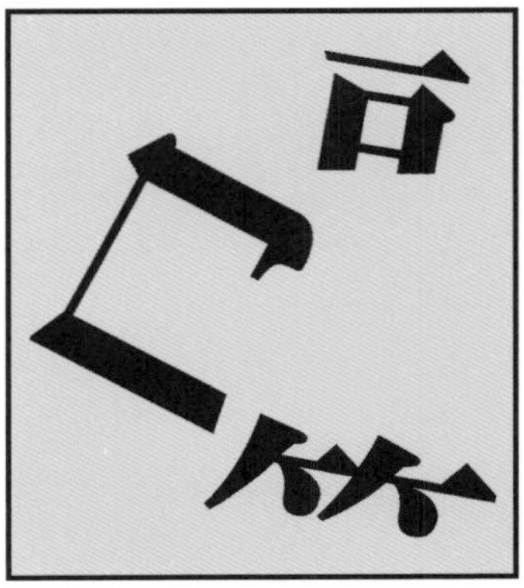
元の漢字

8
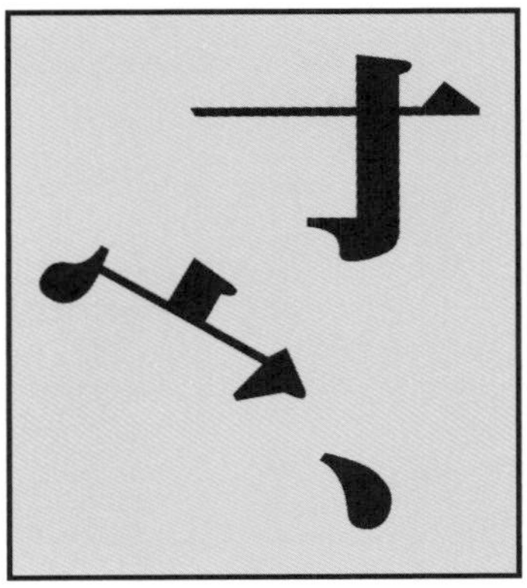
元の漢字

9
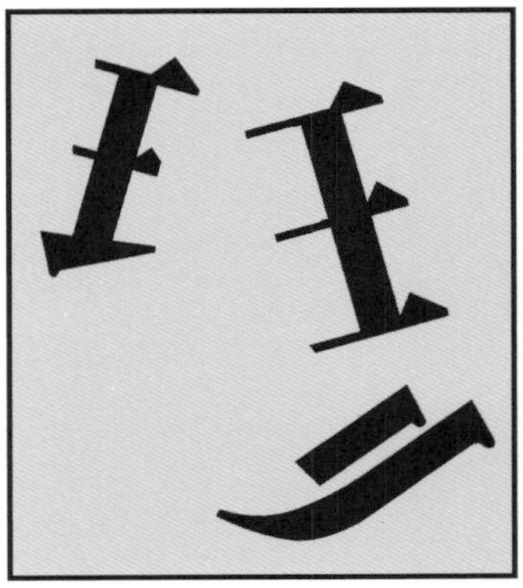
元の漢字

6日 四字熟語リングスケルトン

月　　日

→答え▶P.75

UP!! 記憶力 認知力

時間　　分　　秒

正答数　　／18

●あらかじめマス目にある漢字をヒントに、例のように、リストの四字熟語を右回りにあてはめましょう。熟語の最初の文字がどこから始まるかは決まっていません。

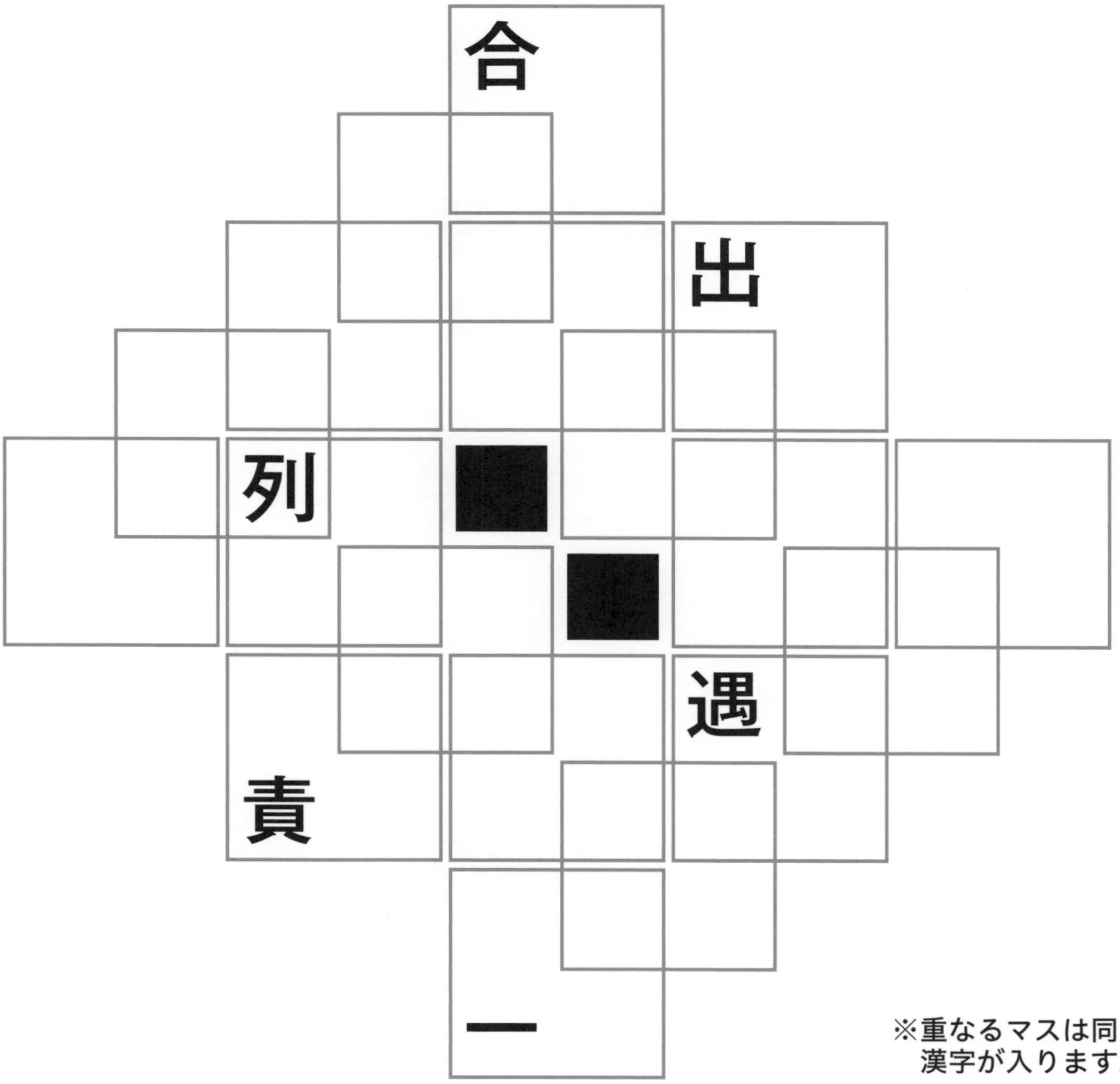

※重なるマスは同じ漢字が入ります。

リスト

一方通行《いっぽうつうこう》	安寧秩序《あんねいちつじょ》	五里霧中《ごりむちゅう》
百発百中《ひゃっぱつひゃくちゅう》	一切合切《いっさいがっさい》	一念通天《いちねんつうてん》
懇切丁寧《こんせつていねい》	夜行列車《やこうれっしゃ》	十年一昔《じゅうねんひとむかし》
一望千里《いちぼうせんり》	千載一遇《せんざいいちぐう》	連日連夜《れんじつれんや》
名実一体《めいじついったい》	議論百出《ぎろんひゃくしゅつ》	丁丁発止《ちょうちょうはっし》
連帯責任《れんたいせきにん》	旭日昇天《きょくじつしょうてん》	年功序列《ねんこうじょれつ》

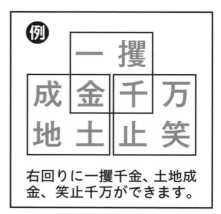

例

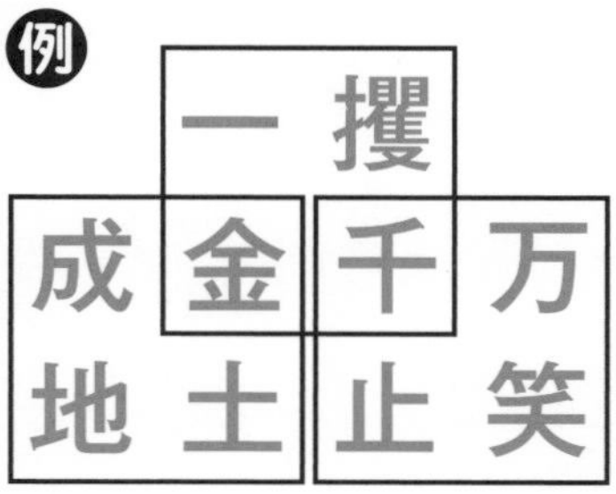

右回りに一攫千金、土地成金、笑止千万ができます。

※四字熟語がどこからスタートするかはまちまちです。

7日

漢字の読み書き

月　　日

→答え▶P.75

UP!!
記憶力
認知力

時間　　分　　秒
正答数　　／12

●――部は読み方をひらがなで、□は漢字を書きましょう。

1 絹の道《みち》シルクロード。（　　）

2 上着《うわぎ》が欲しい。（　　）

3 申《もう》し訳《わけ》程度に謝《あやま》る。（　　）

4 喜劇的《てき》な場面《ばめん》。（　　）

5 結婚《けっこん》を前提にする。（　　）

6 突撃リポート。（　　）

7 壁《かべ》に□《よ》りかかる。

8 豊《ゆた》かな□《すい》□《みゃく》。

9 □《まん》□《いん》のコンサート会場《かいじょう》。

10 次《つぎ》の相手《あいて》は□《きょう》□《てき》だ。

11 □《そう》□《しょ》体《たい》の練習《れんしゅう》。

12 タイムを□《けい》□《そく》する。

8日 四字熟語シークワーズ

月　日

→答え▶P.75

UP!! 記憶力 認知力

時間　分　秒

正答数　／19

●リストの四字熟語をタテ・ヨコ・ナナメの８方向から探して、「一石二鳥《いっせきにちょう》」のように線を引きましょう。その後、使わずに残った文字を、左上から下へ順に書きましょう。

一	石	二	鳥	笑	一	顔	破
前	明	鏡	止	水	人	空	打
化	象	千	山	千	海	是	状
開	万	物	流	転	戦	即	現
明	羅	変	金	秋	術	色	空
文	森	途	千	当	騎	一	前
多	難	日	攫	命	絶	体	絶
憂	一	喜	一	意	専	心	後

残った文字（四字熟語）

※言葉は右から左、下から上につながることもあります。
また、１つの文字を複数の言葉で共有することもあります。

リスト

見つけた言葉には☑を入れましょう。

- □破顔一笑《はがんいっしょう》
- □一騎当千《いっきとうせん》
- □森羅万象《しんらばんしょう》
- □一喜一憂《いっきいちゆう》
- □空前絶後《くうぜんぜつご》
- □万物流転《ばんぶつるてん》
- □海千山千《うみせんやません》
- □文明開化《ぶんめいかいか》
- □一攫千金《いっかくせんきん》
- □明鏡止水《めいきょうしすい》
- □現状打破《げんじょうだは》
- □絶体絶命《ぜったいぜつめい》
- □色即是空《しきそくぜくう》
- □千変万化《せんぺんばんか》
- □一意専心《いちいせんしん》
- □一日千秋《いちじつせんしゅう》
- □笑止千万《しょうしせんばん》
- □人海戦術《じんかいせんじゅつ》

二字熟語パズル

月　　日

→答え▶ P.76

UP!!
記憶力
認知力

時間　　分　　秒

正答数　　／6

●二字熟語が３つに分かれています。元の二字熟語を答えましょう。

1

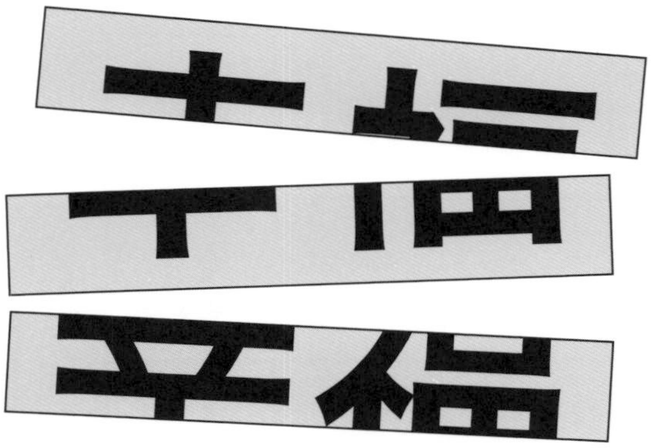

2

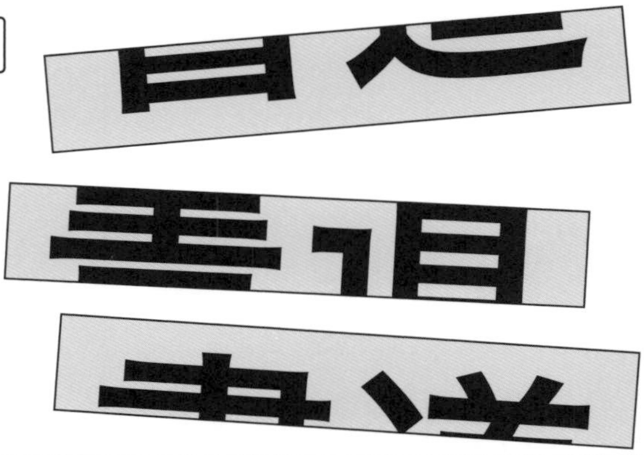

3

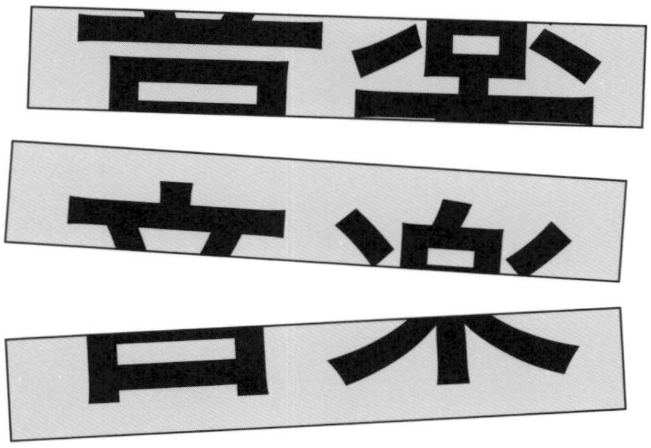

4

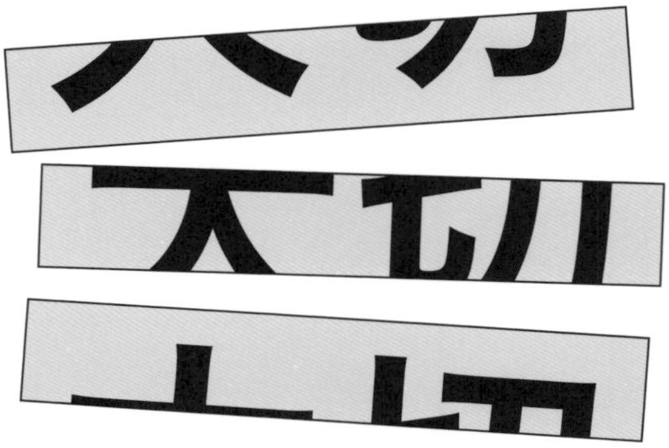

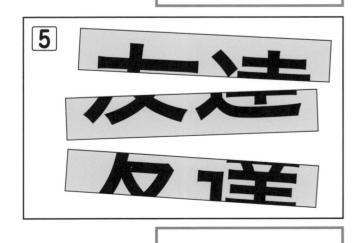

5

6

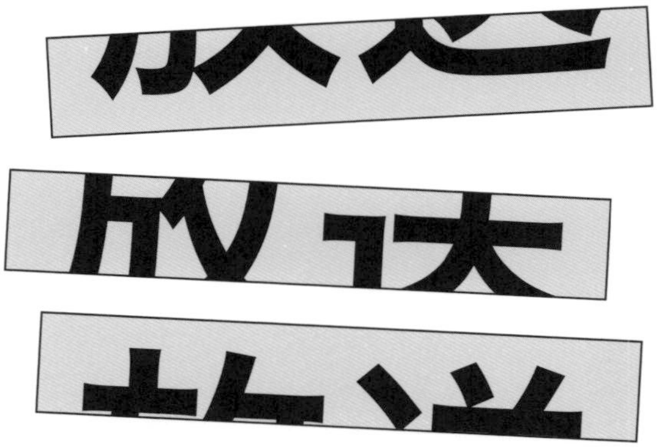

10日 読みdeしりとり迷路

月　日

→答え▶P.76

UP!! 記憶力 認知力

時間　分　秒

正答数　/21

●例を参考に、言葉の語尾の読みがしりとりになるように、ゴールまでタテ・ヨコにマスを進みましょう。ただし、ナナメには進めません。

例 学校（がっこう）→ 雲海（うんかい）→ 印象（いんしょう）

スタート

正体	意志	実務	夢中	運営
移住	柔道	訓示	右折	医術
雲海	維持	条約	空中	痛快
一様	理事	交友	処理	印象
果実	相場	銀行	和式	裏庭
対応	業務	上着	工夫	腕白
知識	紹介	技師	職業	迫力
送迎	通貨	資質	運動	空想
責務	極地	爪先	企画	句点

ゴール

四字熟語ナンバーワーズ

月　　日

→答え▶P.76

UP!! 記憶力 認知力

時間	分　秒
正答数	／11

●それぞれが四字熟語になるように、①～⑪に入る漢字をリストから選んで書きましょう。同じ数字には、同じ漢字が入ります。

リスト　流　懐　自　石　精　電　中　園　霧　一　雲

①	給	①	足

②	③	料	理

④	光	石	火

⑤	散	⑥	消

⑦	③	二	鳥

万	物	⑧	転

行	⑤	⑧	水

祇	⑨	⑩	舎

①	然	公	⑨

⑩	神	統	⑦

五	里	⑥	⑪

②	⑪	④	灯

〔①～⑪に入る漢字〕

①	②	③	④	⑤	⑥
⑦	⑧	⑨	⑩	⑪	

12 日

漢字絵間違い探し

月　日

→答え▶P.76

UP!!
注意力
集中力

時間　分　秒

正答数　／6

● ６つの漢字で「金魚鉢」がつくられています。この中に、周囲と違う漢字が６つまざっていますので、それを探して○で囲みましょう。

間違い６か所

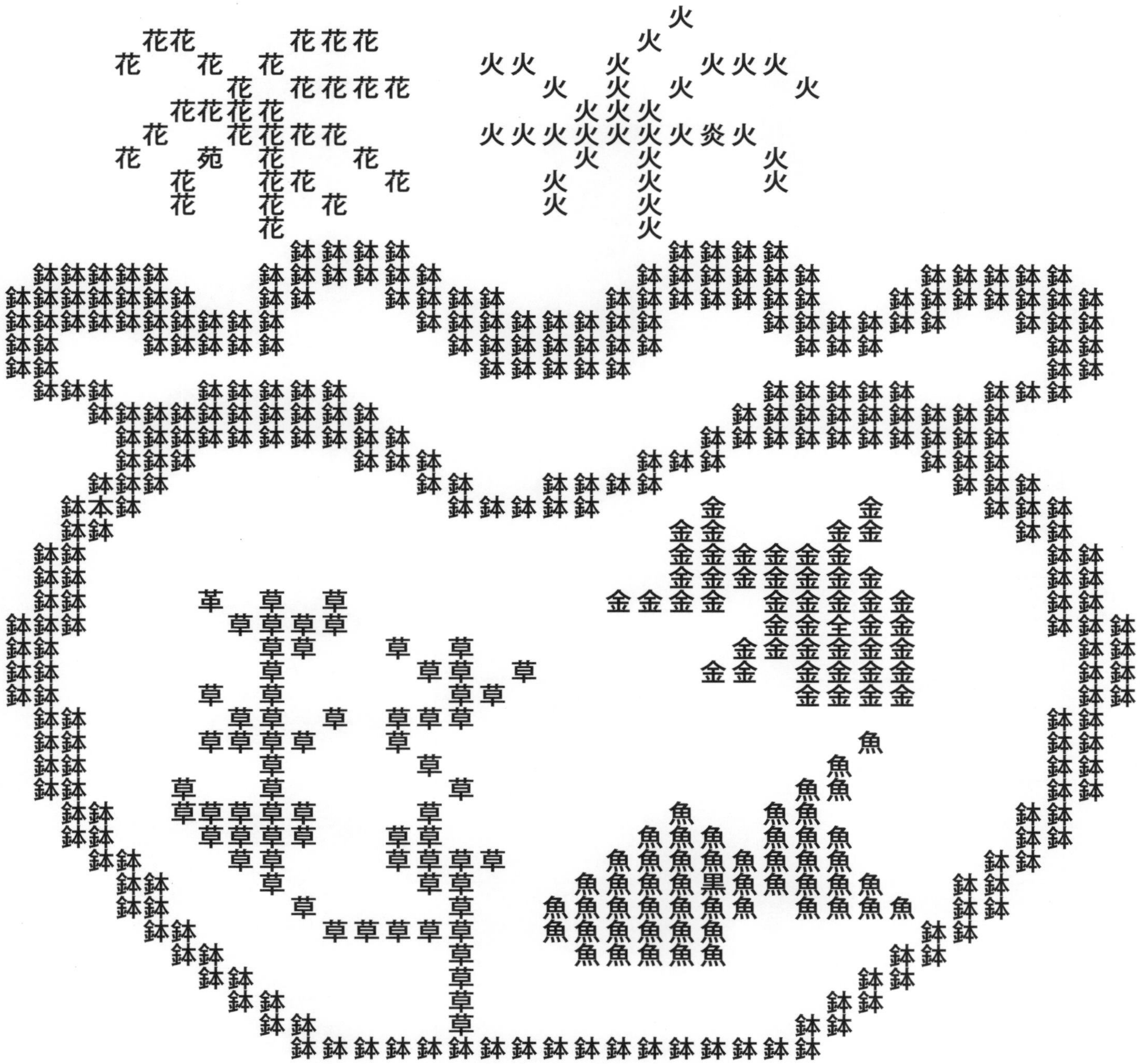

13日 漢字スケルトン

月　日

→答え▶P.77

UP!! 記憶力 認知力

時間　分　秒

正答数　／25

●マスの数をヒントに、リストの言葉をマスに入れましょう。重なったマスには同じ漢字が入ります。

1

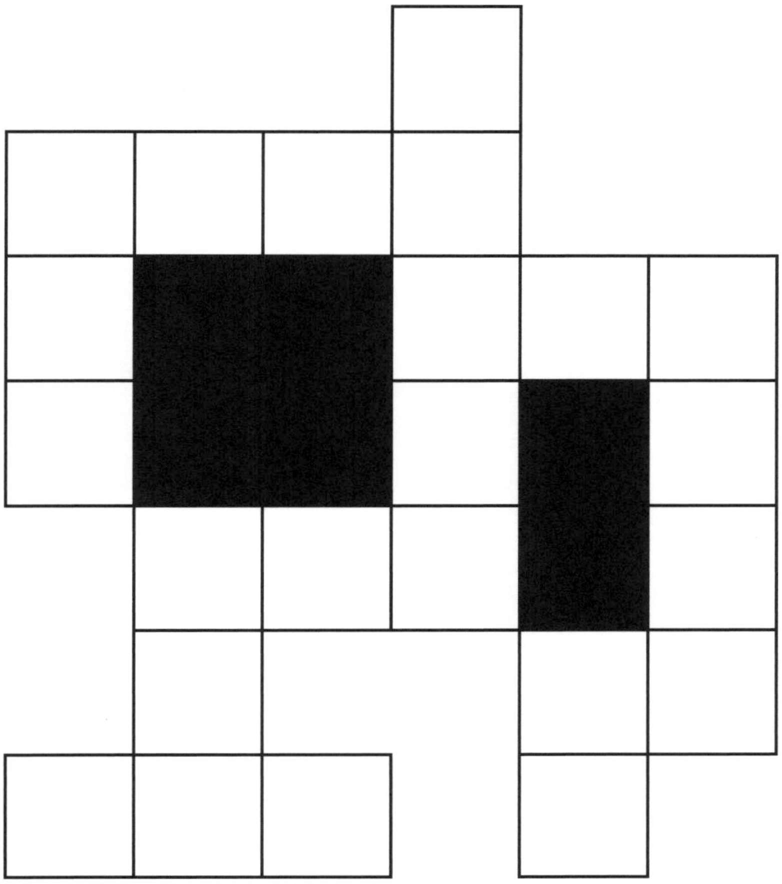

1のリスト

2文字

納豆　納屋

3文字

絵画展　急展開
諸事情　茶菓子
絵空事

4文字

諸行無常
子供部屋

5文字

日常茶飯事

2

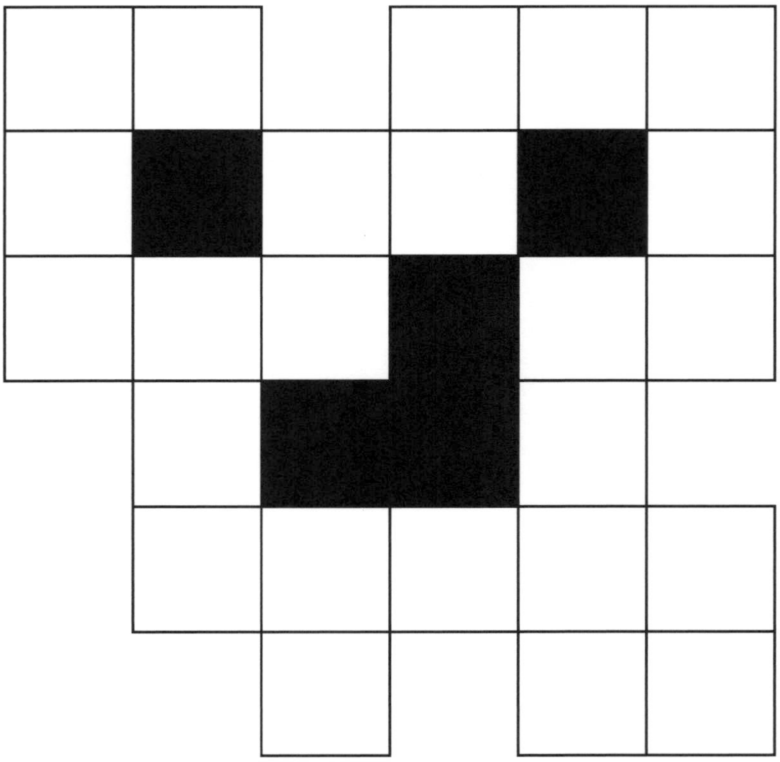

2のリスト

2文字

豊作　戸口　議事
人事　背筋　新作
新居　豊年

3文字

紙芝居　好青年
青天井　背格好
新聞紙

4文字

新社会人

5文字

井戸端会議

ダジャレ漢字

月　　日

→答え▶P.77

UP!! 記憶力 認知力

時間　　分　　秒

正答数　　／14

●□には漢字を、——部には読み方をひらがなで書きましょう。

1 清酒《せいしゅ》づくりに□□《せいしゅん》かける。

2 マラソン完走《かんそう》のご□□《かんそう》は？

3 大会《たいかい》の前哨戦《ぜんしょうせん》で□□《ぜんしょう》する。

4 □□《えいこう》を勝《か》ち取《と》りに五輪《ごりん》へ行《い》こう。

5 家族《かぞく》□□《そうで》で迎《むか》えたそうです。

6 拳闘《けんとう》のチケットを買《か》うか□□《けんとう》中《ちゅう》。

7 世界《せかい》□□《たいかい》に行《い》きたいかい？

8 やっぱり□□《えんき》って言《い》えん気《き》がする。

9 「チクショー！」と悔《くや》しそうに□□《くしょう》。

10 武《ぶ》□□《どうじょう》では同情《どうじょう》はいらぬ。

11 ここで一矢報《むく》いたいっし！（　　）

12 貴殿を駅伝に招待《しょうたい》します。（　　）

13 下駄で来《き》たの？　たまげた。（　　）

14 前頭はどなたかしら？（　　）

15日 ハチノス４文字言葉

UP!! 記憶力 認知力

月　　日

→答え▶P.77

時間　　分　　秒

正答数　　／26

●スタート〈宮中行事→事業本部〉のように、４文字言葉でしりとりをしながら、スタートからゴールまで線を引いて進みましょう。一部、人名や地名も登場します。通らないマスもあるので注意してください。

1

スタート ↓（宮）

本 採 中 宮 機 関 応
部 業 事 行 具 査 西 裁
分 名 売 場 客 点 検 地 方
日 食 品 面 設 期 装 磁 位 重
低 半 床 御 定 行 芯 石 配
島 崎 知 通 運 代 器 次
村 藤 居 転 池 時 間

ゴール ←（村）

2

スタート →（社）

社 刻 市 外 局 名 少
員 一 都 方 積 番 公 頭
了 募 書 基 地 号 案 工 事
合 集 造 軍 不 野 解 内 装 業
住 宅 地 米 口 分 意 得 所
社 開 玄 平 英 大 員 特
発 芽 満 世 界 会 典

（典）→ ゴール

16日 漢字クロスワード

月　　日

→答え▶P.77

UP!! 記憶力 認知力

時間　　分　　秒

正答数　　／17

●タテ・ヨコのカギの表す言葉や下線部分を、漢字でマス目に書きましょう。

1	2		3	■	4
5		■	6		
	■	7		■	
8	9	■	10	11	■
■	12		■	13	14
15		■	16		

【タテのカギ】

1　いっしんふらんに努力する。
2　本編とは異なる「○○編」。
3　電車やバスの中にある宣伝。
4　有名な歴史書、『さんごくし』。
9　英語を手書きするときの書き方。
11　タイやタラなど、肉がしろいさかなの総称。
14　睡眠時間がながく、いつまでも起きないこと。

【ヨコのカギ】

1　始発はいちばんれっしゃ。
5　思いもよらないこと。「疑われるのは○○だ」。
6　海に面していないないりくこく。
7　スーツ。漢字で書き表すと○○。
8　雑に書いた文字。
10　秘めていた心のうちを打ち明けること。「愛の○○」。
12　持ち物にきめいしましょう。
13　背の高さ。しんちょう
15　隠されていた本来の姿。「○○を現す」。
16　複数の人が同じ部屋で睡眠。

17日 難読漢字パズル

月　　日

→答え▶P.78

UP!! 記憶力 認知力

時間　　分　　秒

正答数　　／18

●□にあてはまる漢字をリストから選んで書きましょう。

1 老□《ろうにゃく》

2 建□《こんりゅう》

3 土□場《どたんば》

4 白□《しらが》

5 言□《げんち》

6 □行《ぶぎょう》

7 □利《じゃり》

8 □人《くろうと》

9 布□《ふとん》

1～9のリスト　髪　玄　質　砂　立　団　壇　奉　若

10 □和《やまと》

11 □度《はっと》

12 境□《けいだい》

13 □至《げし》

14 □山《ゆさん》

15 秋□魚《さんま》

16 □苗《さなえ》

17 支□《したく》

18 □詞《せりふ》

10～18のリスト　遊　内　刀　台　大　度　夏　早　法

18 日

漢字ジグソー

月　日

→答え▶P.78

UP!! 記憶力 認知力

時間　分　秒

正答数　／6

●ちぎれてしまった三字熟語を答えましょう。文字の順序がバラバラなものもありますので、正しい順序で書きましょう。

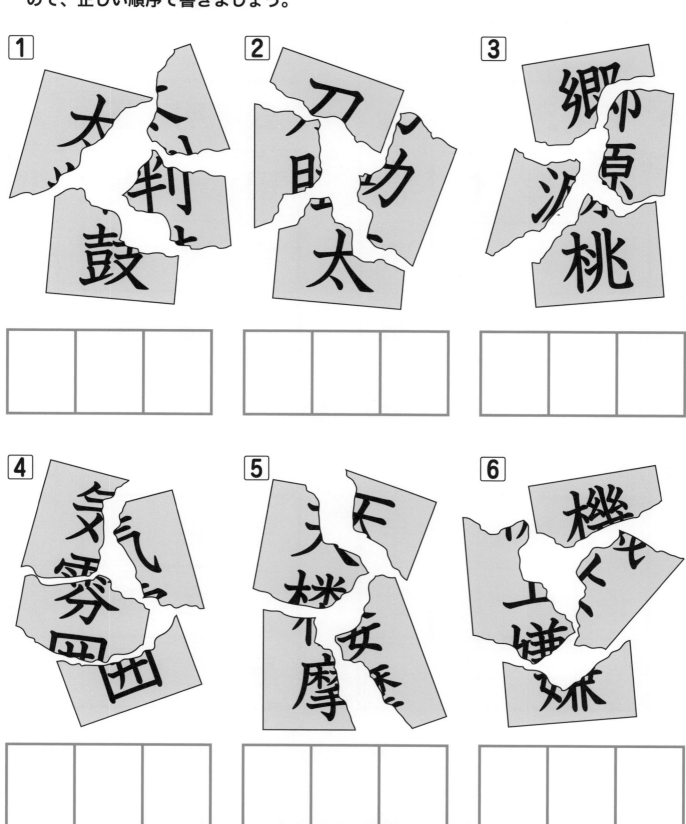

1

2

3

4

5

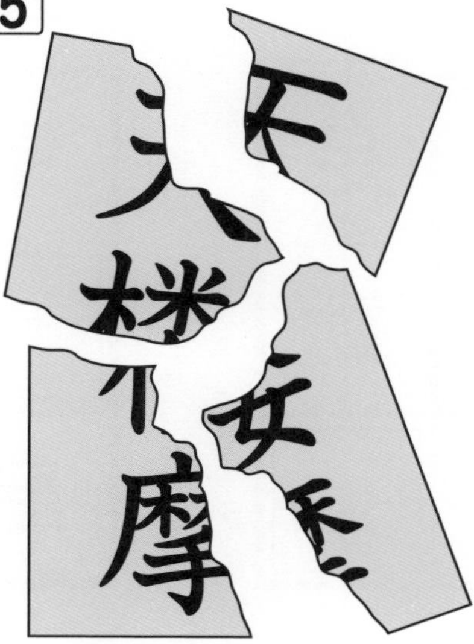

6

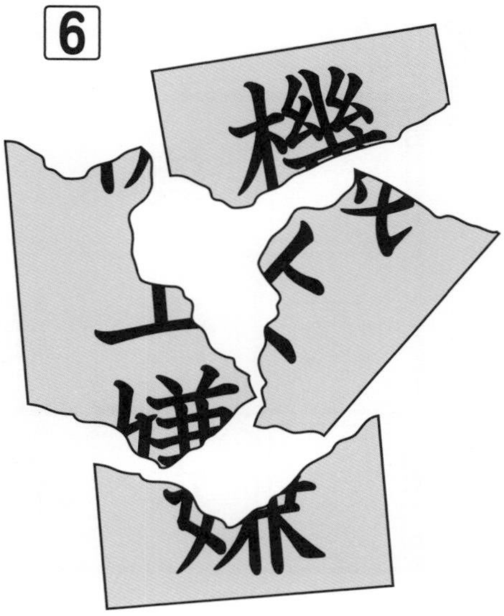

ぐるぐるしりとり

月　　日

→答え▶P.78

UP!! 記憶力 認知力

時間　　分　　秒

正答数　　／18

●矢印から右回りで進み、回に入る字でしりとりになっています。空いているマスにあてはまる漢字をリストから選んで書きましょう。リストの漢字は１度ずつ全て使います。

1

→ 青	天	白	
	舞	伎	常
題	者	役	茶
	業		飯

2

→ 公	明	正	
園		術	願
物	品	作	成
	活	職	

3

→ 枝	葉	末	
	負		足
優	代	範	動
	水	価	

4

→ 大	道		術
見	遊		
	色	吹	電
屋		販	量

リスト

日　店　師　事　物　勝　主　家　歌

準　大　山　就　物　節　芸　動　芸

20 日

漢字クロスワード

月　日

→答え▶ P.78

UP!! 記憶力 認知力

時間　分　秒

正答数　／14

●タテ・ヨコのカギの表す言葉や下線部分を、漢字でマス目に書きましょう。

■	1	■	2		3
4				■	
■		■	5		■
6	■	7		■	8
9			■	10	
	■	11			■

【タテのカギ】

1　何かをするもとになる力。成功のげんどうりょく。
2　自然エネルギーを活用。ふうりょくはつでん
3　子ども向けのじどう書。
6　ある分野に精通している人。
7　しちょうそんの合併。
8　暑い時には、これであおぐ。折りたたむ。
10　あまり知られていない、よい場所。「釣りの○○」。

【ヨコのカギ】

2　時代のふううんじ。
4　うんどうのうりょくの低下。
5　バスなどが走り出すこと。
7　チンチンでん車。函館しでん。熊本しでん
9　参道沿いのもんぜんまち。
10　鰻《うなぎ》に似た細長い魚。
11　むらやくばに行く。

三字熟語パズル

月　日

→答え▶P.78

UP!! 記憶力 認知力

時間　分　秒

正答数　／4

●バラバラの漢字を組み合わせて、三字熟語を４つつくりましょう。

万　点　風

竜　下　氷

登　物　門

旗　詩　国

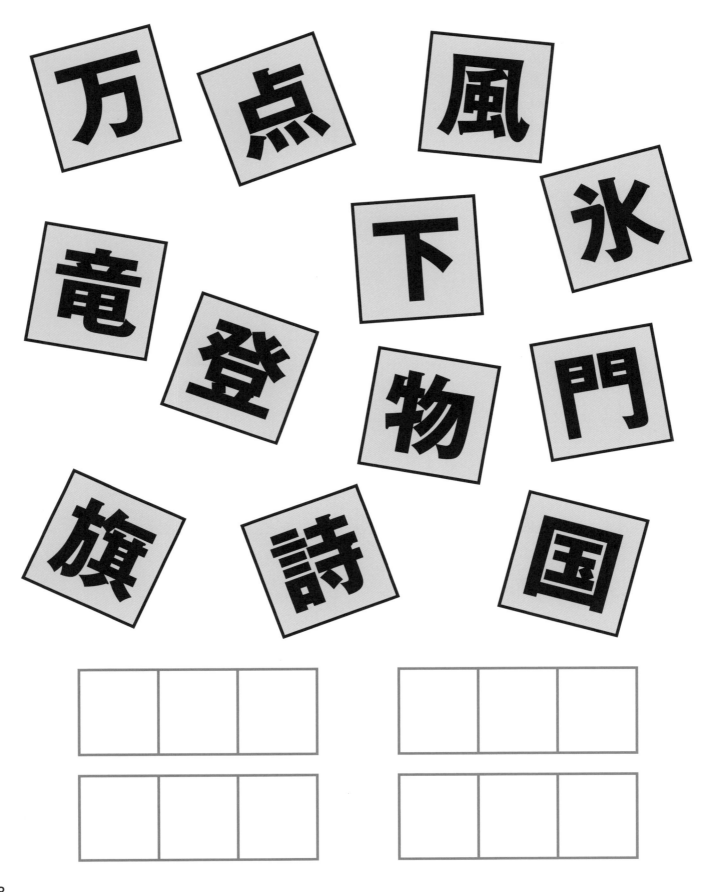

22 日 短文間違い探し

月　日

→答え▶P.78

UP!! 記憶力 認知力

時間	分	秒
正答数		／12

●どの文も漢字が１文字ずつ間違っています。誤字を○で囲んで、□の中に正しい漢字を書きましょう。

		正しい字
1	友人と共力して会社を立ち上げる。 ➡	□
2	姉は中国文学に強い感心があるようだ。 ➡	□
3	この機戒に一度行ってみよう。 ➡	□
4	あまりの寒さに私も閉行したよ。 ➡	□
5	森の奥から鹿《しか》が姿を表した。 ➡	□
6	家続全員で演劇を楽しむ。 ➡	□
7	駅で懐《なつ》かしい人に合った。 ➡	□
8	この問題は非常に間単だ。 ➡	□
9	施設を一般の人に解放する。 ➡	□
10	引っ越しの準備を初める。 ➡	□
11	消科のよい食べ物を選ぶ。 ➡	□
12	二人は以前からとても中よしだ。 ➡	□

23日 同音異字あり四字熟語

月　日

UP!! 記憶力 認知力

時間　分　秒

正答数　／28

→答え▶P.79

●例のように、線で結ばれたマス中央の２つのマスには、同じ読みの違う漢字が２文字入ります。リストの漢字を１度ずつ使い、それぞれ四字熟語をつくりましょう。

リスト

交　作　奇　位　商　騎　公　茶　浄　常
気　投　同　品　当　無　集　唱　小　浜
意　霧　周　理　道　小　気　里

例 「ウン・リュウ」と読む漢字がそれぞれ中央の空マスに入り、「行雲流水」「家運隆盛」ができます。

行□《ウン》□《リュウ》水―家□《ウン》□《リュウ》盛

↓

行雲流水―家運隆盛

1 意□《キ》□《トウ》合―一□《キ》□《トウ》千

2 無□《リ》□《ム》体―五□《リ》□《ム》中

3 大□《ドウ》□《ショウ》異―鉄□《ドウ》□《ショウ》歌

4 日□《ジョウ》□《サ》飯―自□《ジョウ》□《サ》用

5 怪□《キ》□《ショウ》説―人□《キ》□《ショウ》売

6 用□《イ》□《シュウ》到―上□《イ》□《シュウ》団

7 景□《ヒン》□《コウ》換―海□《ヒン》□《コウ》園

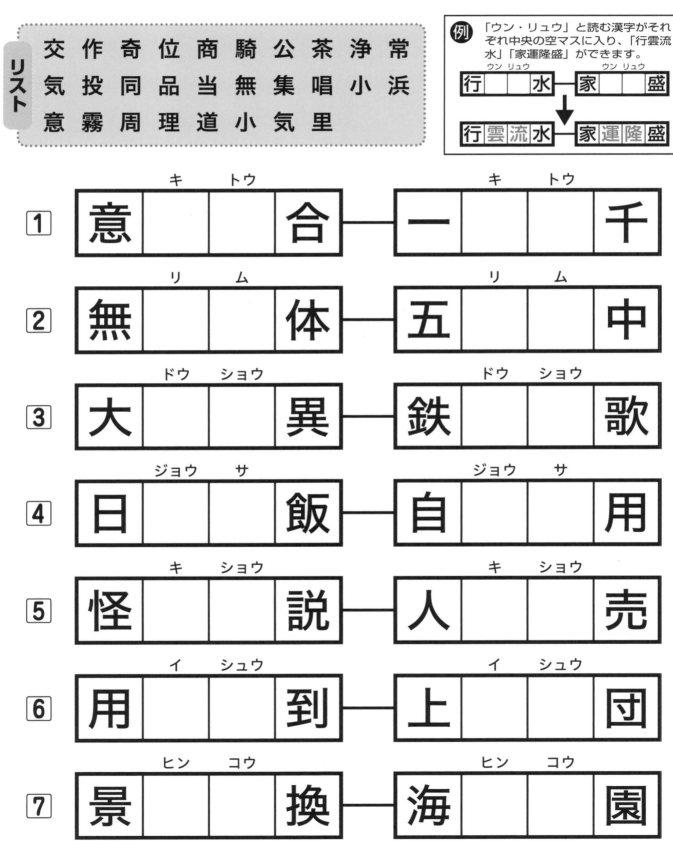

慣用句

月　日

→答え▶P.79

UP!! 記憶力 認知力

時間　分　秒

正答数　／12

●――部は読み方をひらがなで、□は漢字を書きましょう。

1 顔《かお》に泥を塗《ぬ》る（　　）

2 後《うし》ろ髪を引《ひ》かれる（　　）

3 手塩にかける（　　）

4 株が上《あ》がる（　　）

5 恩に着《き》せる（　　）

6 歯《は》に衣着《き》せぬ（　　）

7 □《お》り紙《がみ》つき

8 □《くち》□《ぐるま》に乗《の》せる

9 □《せ》に腹《はら》はかえられぬ

10 へそで□《ちゃ》を沸《わ》かす

11 目《め》を□《ひか》らす

12 □《むし》が知《し》らせる

25日 漢字つめクロス

月　　日

→答え▶P.79

UP!! 記憶力 認知力

時間　　分　　秒

正答数　　／20

●あらかじめマス目に現れている漢字をヒントに、リストの漢字を１度ずつ全て使ってクロスワードを完成させましょう。

年	■	商			■		感
	古		■	■		楽	■
無	■	化		変	化	■	両
	日	■	習	■		気	
■		行	方		■		■
■	月	■		■	慰		会
		道	■	学		■	
髪	■	■	武	士	■		員

リスト

中　休　散　問　品　社　店　学　法　街
向　文　労　人　音　苦　委　者　歩　進

26日 慣用句パズル

月　日

→答え▶P.79

UP!!
記憶力
認知力

時間　分　秒

正答数　／4

●カードの字を組み合わせて、慣用句を２つずつつくりましょう。

1

汗　す　け　土
る　額《ひたい》　武　情　に　の

2

せ　に　咲　一
か　渡
花　り　船　る

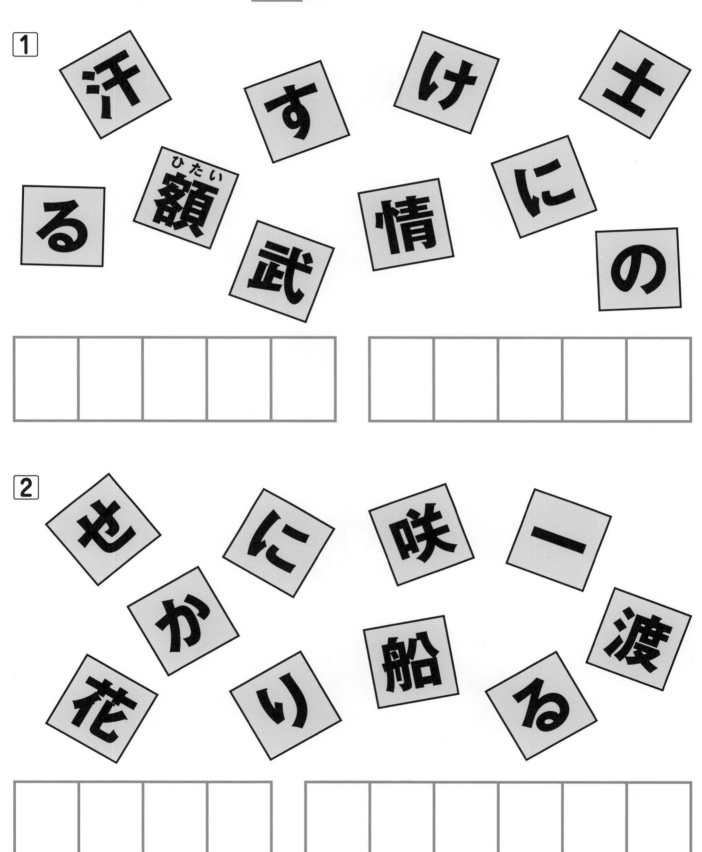

27日 四字熟語リングスケルトン

月　日

→答え▶ P.79

UP!! 記憶力 認知力

時間　分　秒

正答数　／14

●あらかじめマス目にある漢字をヒントに、例のように、リストの四字熟語を右回りにあてはめましょう。熟語の最初の文字がどこから始まるかは決まっていません。

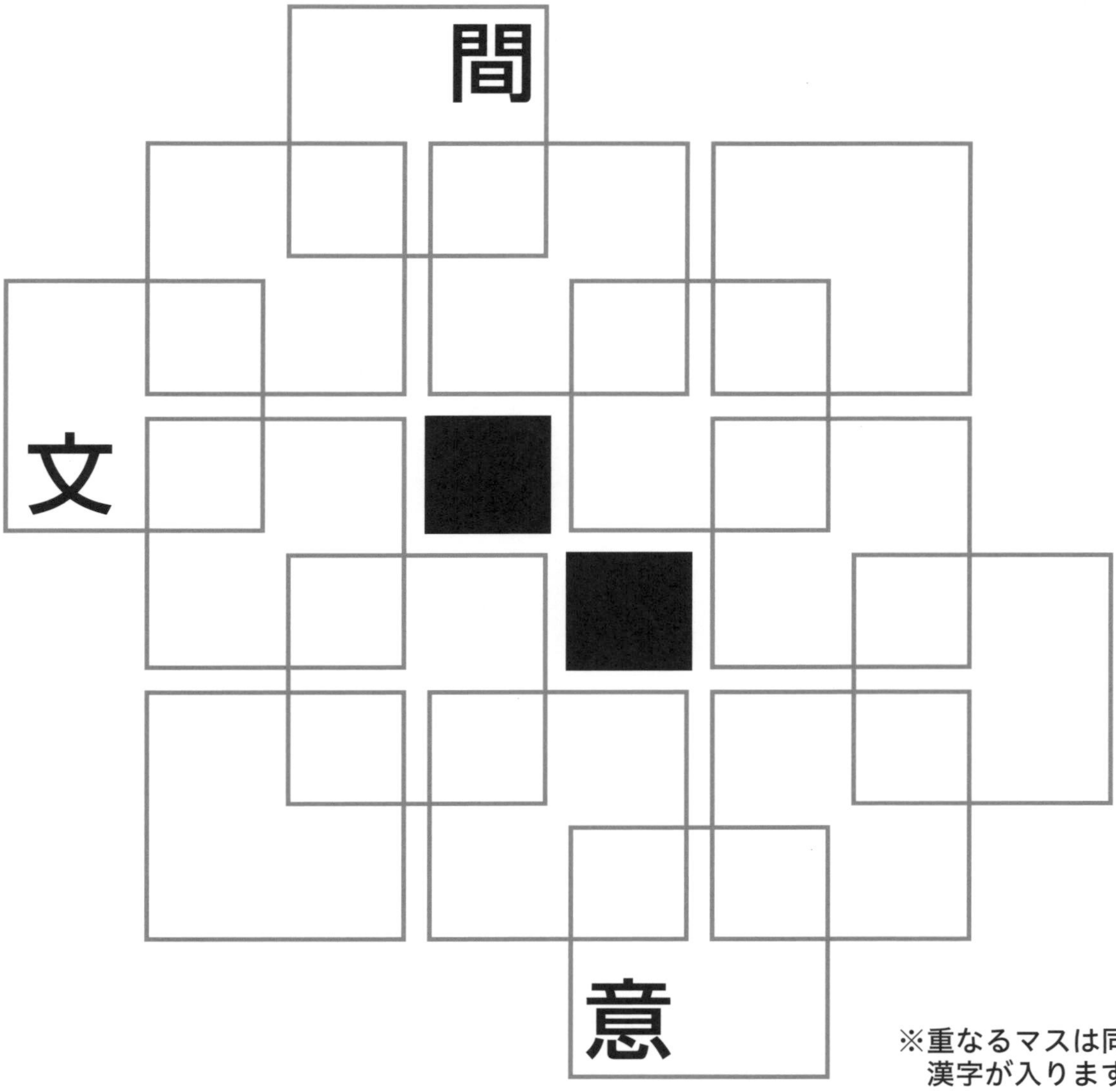

※重なるマスは同じ漢字が入ります。

リスト

一方通行《いっぽうつうこう》	選択科目《せんたくかもく》	二度手間《にどでま》
科学小説《かがくしょうせつ》	長期手形《ちょうきてがた》	人気歌手《にんきかしゅ》
小生意気《こなまいき》	長舌三寸《ちょうぜつさんずん》	腹八分目《はらはちぶんめ》
磁束密度《じそくみつど》	二十四金《にじゅうよんきん》	武者人形《むしゃにんぎょう》
四通八達《しつうはったつ》	二束三文《にそくさんもん》	

例

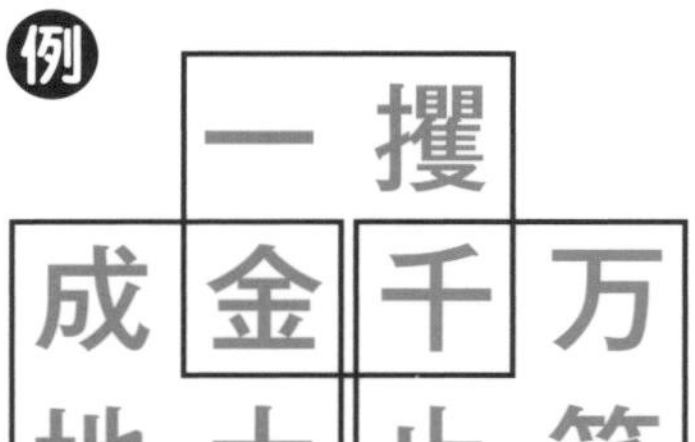

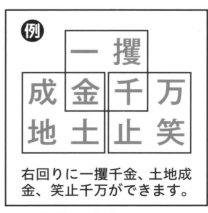

右回りに一攫千金、土地成金、笑止千万ができます。

※四字熟語がどこからスタートするかはまちまちです。

28 日 漢字絵間違い探し

月　　日

→答え▶P.80

UP!! 注意力 集中力

時間　　分　　秒

正答数　　／7

● 7つの漢字で「焼き魚定食」がつくられています。この中に、周囲と違う漢字が7つまざっていますので、それを探して○で囲みましょう。

間違い7か所

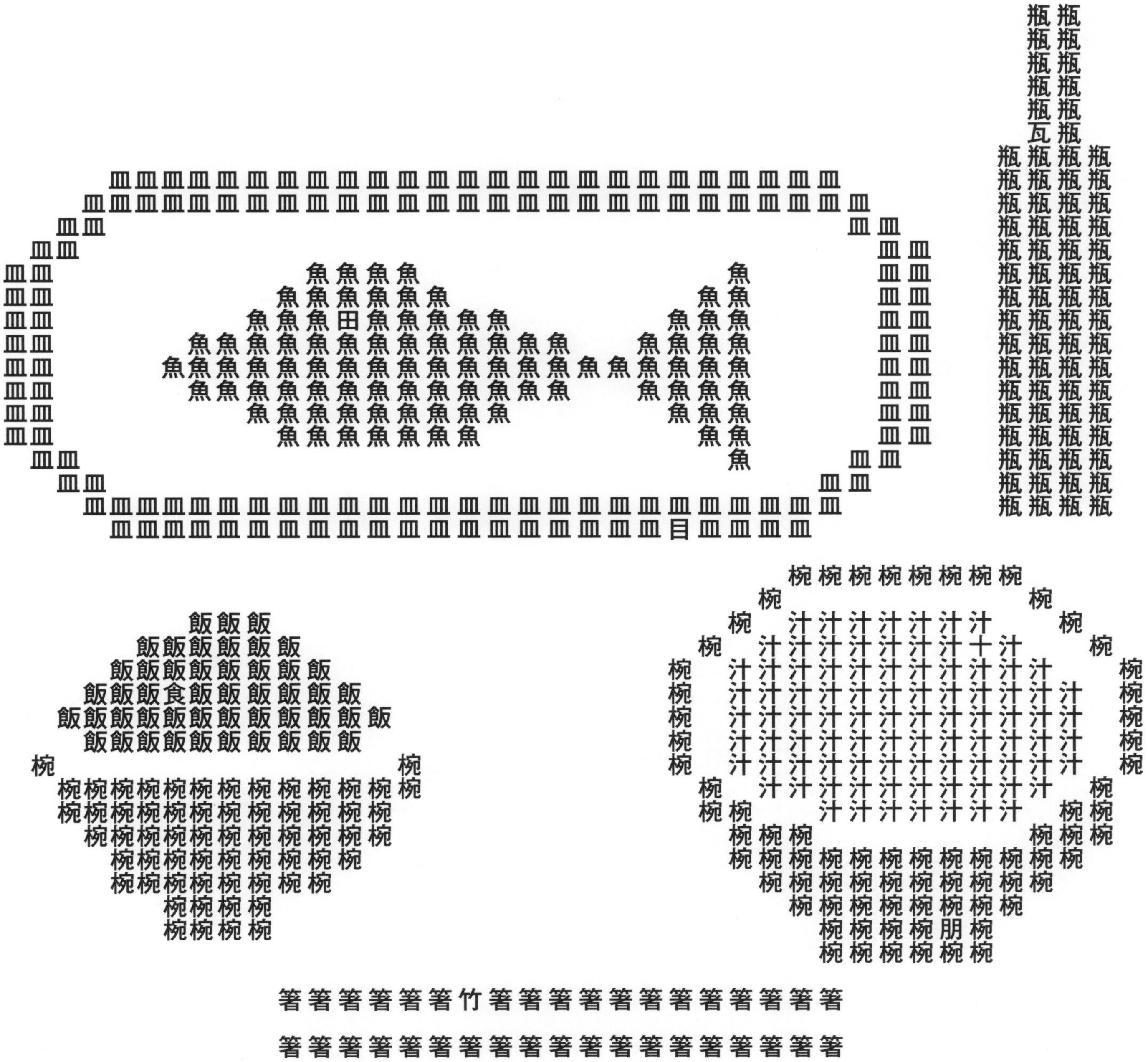

29日

漢字クロス

月　　日

→答え▶P.80

UP!! 記憶力 認知力

時間　　分　　秒

正答数　　／8

●➡の方向に読むと二字熟語ができるように、中央の□に共通してあてはまる漢字を書きましょう。

1

	書	
芸 ➡	□	➡ 前
	字	

2

	家	
復 ➡	□	➡ 日
	栓	

3

	違	
謀 ➡	□	➡ 乱
	物	

4

	巨	
偉 ➡	□	➡ 家
	安	

5

	焚	
引 ➡	□	➡ 花
	星	

6

	役	
面 ➡	□	➡ 深
	次	

7

	期	
眉 ➡	□	➡ 隔
	柄	

8

	筋	
黄 ➡	□	➡ 管
	額	

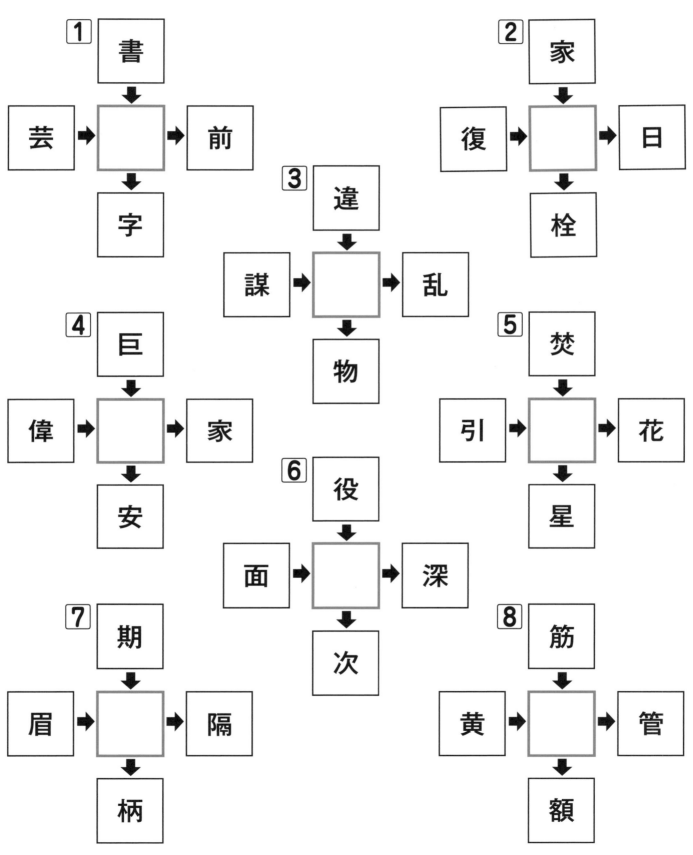

30日 歴史人物シークワーズ

UP!! 記憶力 認知力

月　日

→答え▶P.80

時間　分　秒

正答数　/19

● リストの歴史人物をタテ・ヨコ・ナナメの８方向から探して、「野《の》口《ぐち》英《ひで》世《よ》」のように線を引きましょう。その後、使わずに残った文字を、左上から下へ順に書きましょう。

世	英	口	野	聖	海	空	小
阿	長	玄	澄	長	徳	真	野
弥	野	最	信	信	道	太	妹
盛	高	成	三	田	石	原	子
清	田	道	中	織	武	馬	藤
平	藤	正	岡	子	規	竜	部
斎	造	幸	長	宣	居	本	式
村	呂	麻	村	田	上	坂	紫

残った文字（歴史人物名）

※言葉は右から左、下から上につながることもあります。
また、１つの文字を複数の言葉で共有することもあります。

リスト

見つけた言葉には☑を入れましょう。

□武《たけ》田《だ》信玄《しんげん》　□聖徳太子《しょうとくたいし》　□正岡《まさおか》子《し》規《き》　□斎藤道三《さいとうどうさん》

□最澄《さいちょう》　□小《お》野《の》妹《いも》子《こ》　□石《いし》田《だ》三成《みつなり》　□本居宣長《もとおりのりなが》

□高《たか》野《の》長英《ちょうえい》　□空海《くうかい》　□坂上《さかのうえの》田《た》村《むら》麻《ま》呂《ろ》　□織《お》田《だ》信長《のぶなが》

□紫式《むらさきしき》部《ぶ》　□世《ぜ》阿《あ》弥《み》　□坂本竜《さかもとりょう》馬《ま》　□藤原道長《ふじわらのみちなが》

□田《た》中正造《なかしょうぞう》　□平清盛《たいらのきよもり》

音読みと訓読み

月　日

→答え▶P.80

UP!! 記憶力 認知力

時間　分　秒

正答数　／12

●——部の読み方（音読み・訓読み）をひらがなで書きましょう。

1 幸福《ふく》を味《あじ》わう。（　）

2 海《うみ》の幸を楽《たの》しむ。（　）

3 町内《ない》の集《あつ》まり。（　）

4 知《し》らない町へ行《い》く。（　）

5 名《な》より実を取《と》る。（　）

6 努《ど》力《りょく》が実を結《むす》ぶ。（　）

7 要《よう》点《てん》を捕《ほ》捉する。（　）

8 大《たい》意《い》を捉える。（　）

9 汽《き》笛が聞《き》こえる。（　）

10 笛を吹《ふ》く。（　）

11 本《ほん》当の気《き》持《も》ち。（　）

12 くじに当たる。（　）

漢字パーツ

月　　日

→答え▶P.80

UP!! 記憶力 認知力

時間	分　秒
正答数	／9

●漢字のパーツを組み合わせて、元の漢字１字をつくりましょう。

1

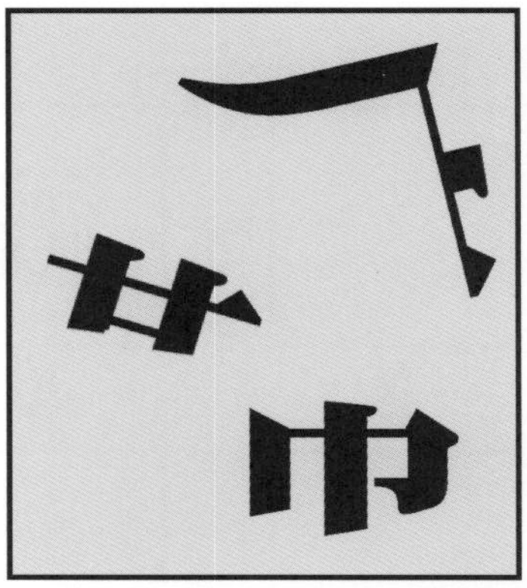

元の漢字

2

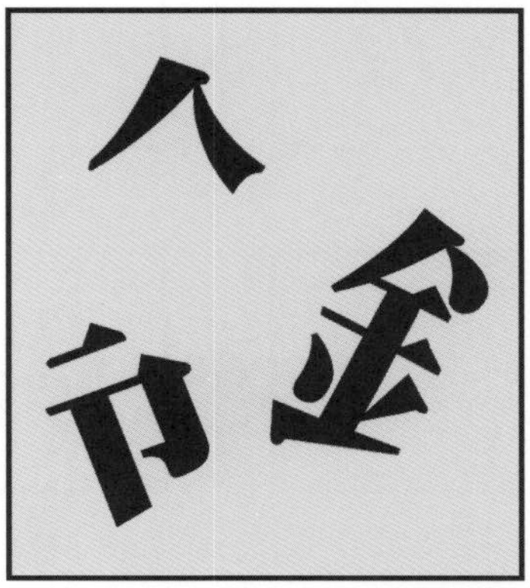

元の漢字

3

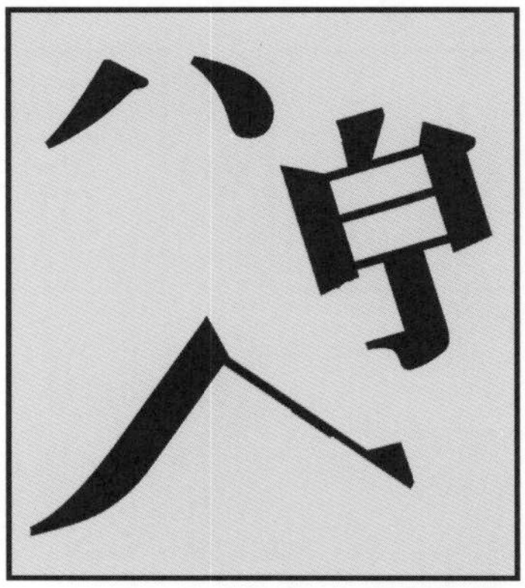

元の漢字

4

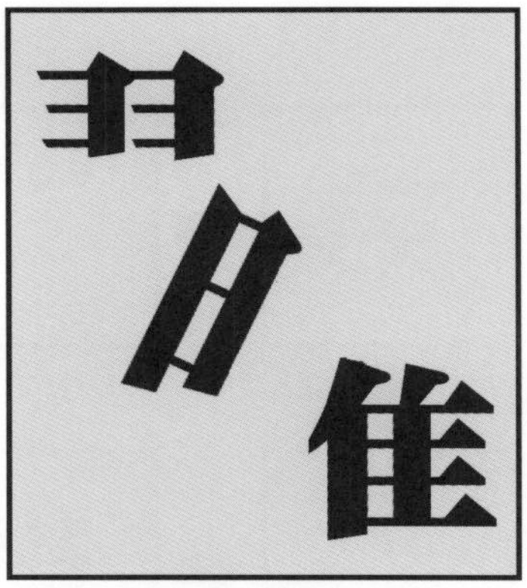

元の漢字

5

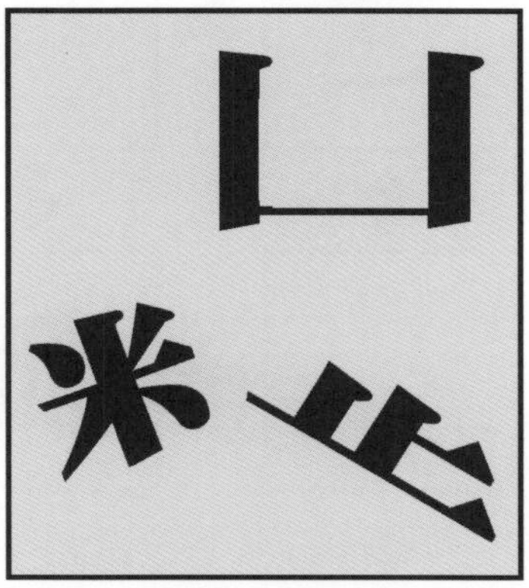

元の漢字

6

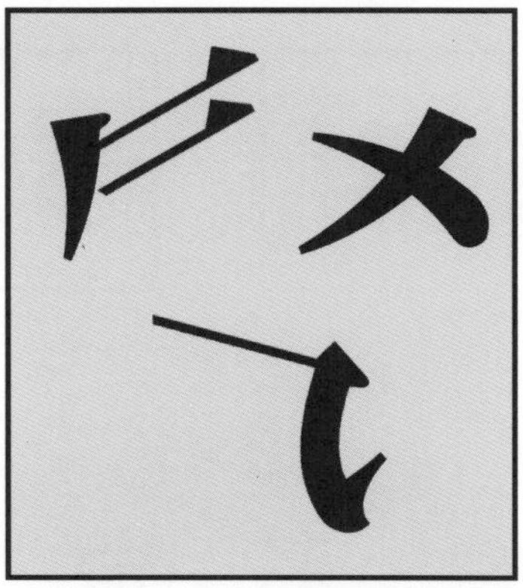

元の漢字

7

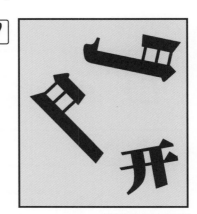

元の漢字

8

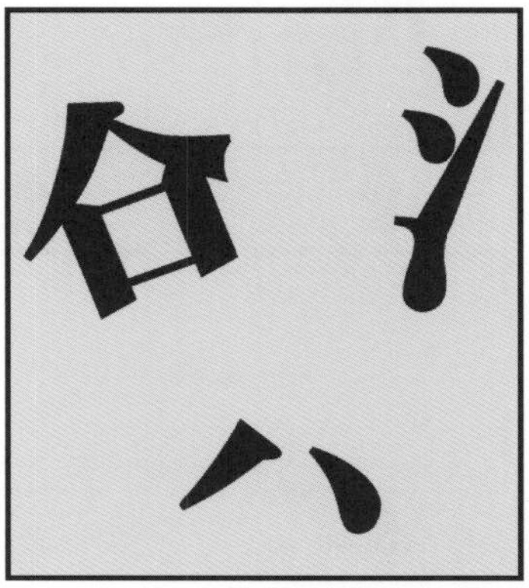

元の漢字

9

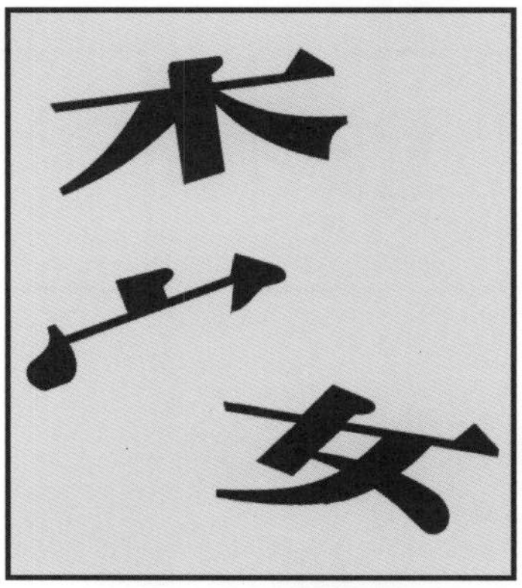

元の漢字

矢印熟語パズル

月　　日

→答え▶P.81

UP!!
記憶力
認知力

時間　　分　　秒
正答数　　／20

●➡の方向に読むと二字熟語ができます。リストの漢字をマスに１度ずつ入れましょう。

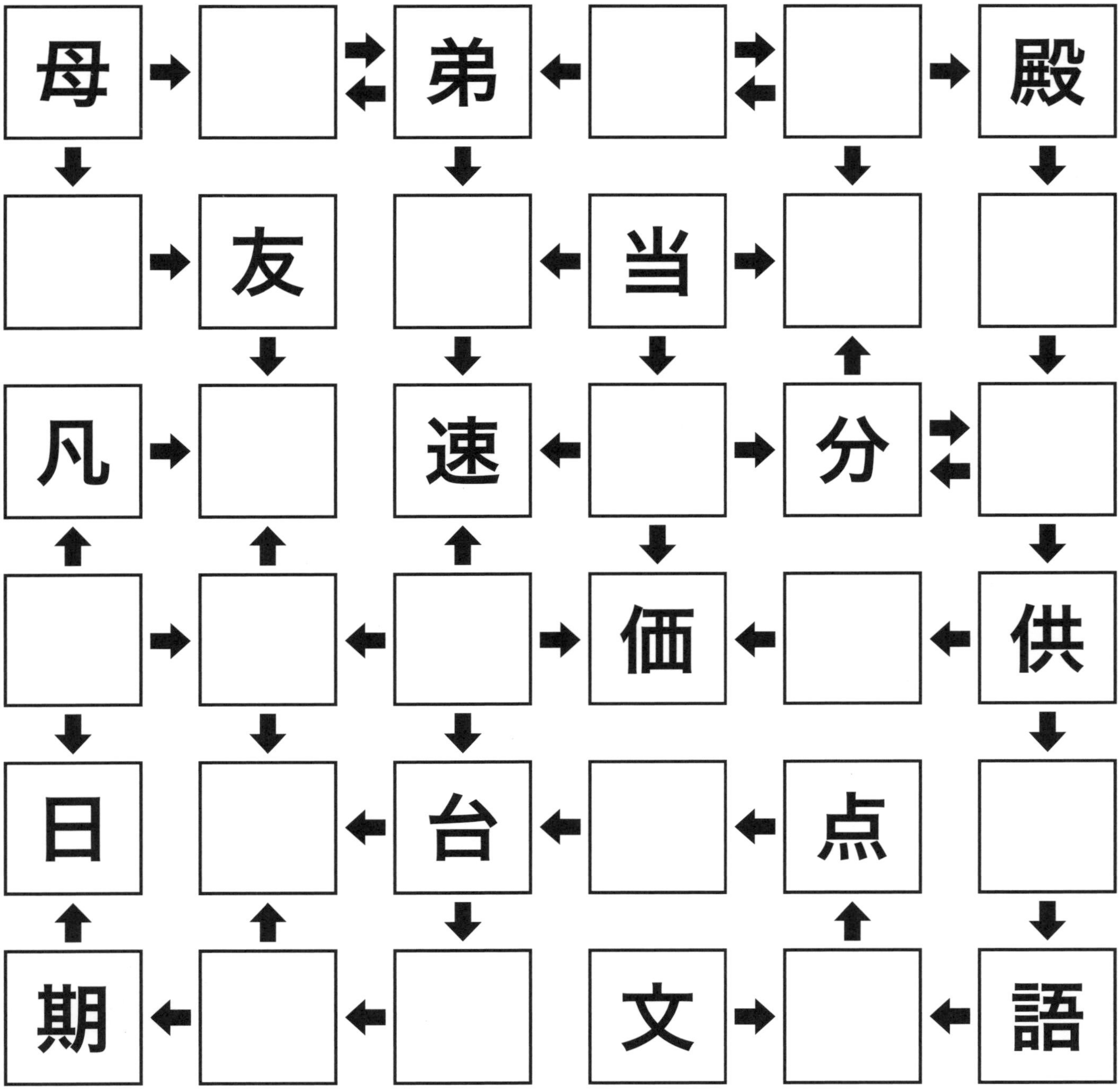

リスト

様	親	句	貴	形	定	時	灯	子	述
高	社	兄	人	原	所	子	物	平	分

34日

漢字クロスワード

月　日

→答え▶P.81

UP!! 記憶力 認知力

時間　分　秒

正答数　／18

●タテ・ヨコのカギの表す言葉や下線部分を、漢字でマス目に書きましょう。

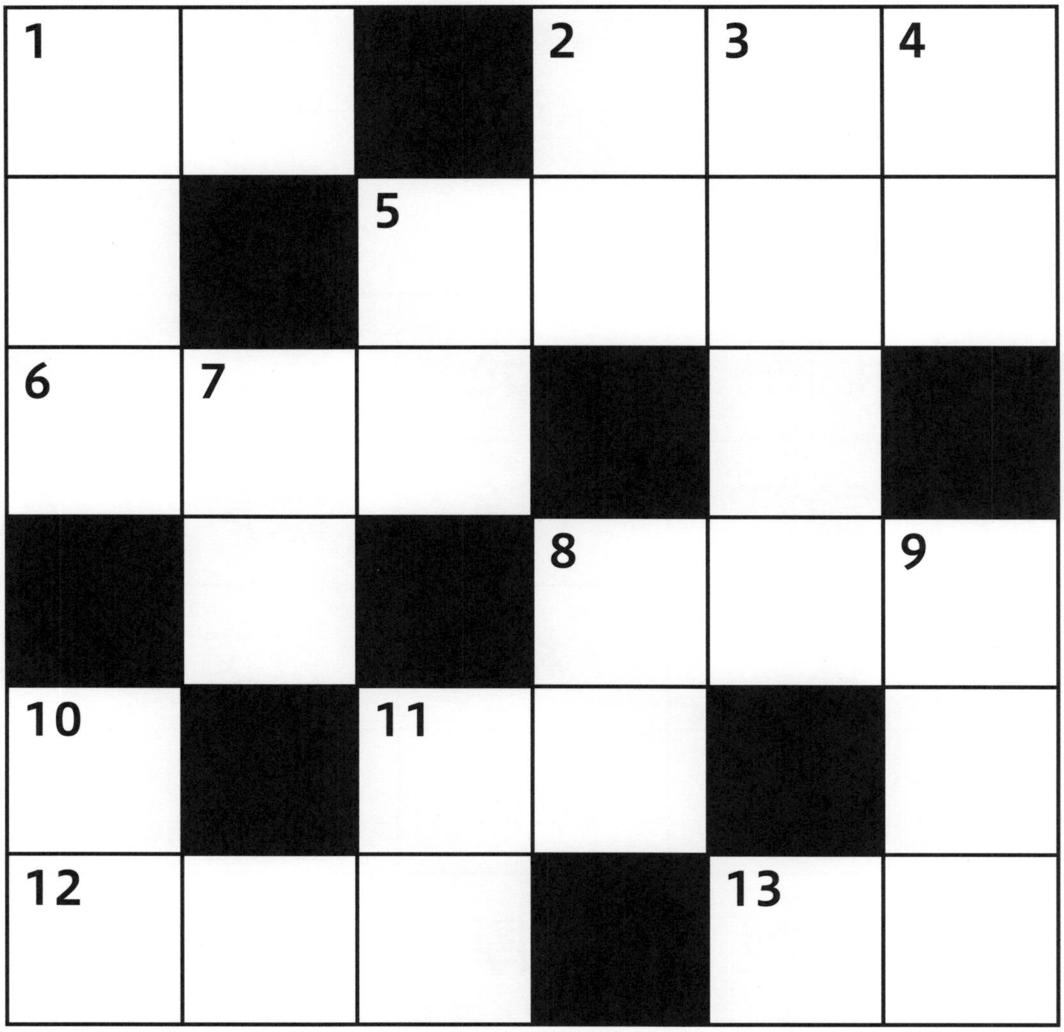

【タテのカギ】

1 しんかいぎょ
2 べつじんに見える。
3 今後の気象のお知らせ。
4 ちしつ調査
5 仕事をしている所。勤め先
7 しみん会館
8 異国じょうちょ
9 学校の成績をまとめたもの。
10 ふねのオーナー。ふなぬし
11 風邪をひいて、はなごえになった。

【ヨコのカギ】

1 しんや番組
2 理想的な世界。べってんち
5 しょくにんかたぎ
6 海鮮品を売るうおいちば。
8 ある分野を詳しく知る人。
11 下駄や草履《ぞうり》のはなお。
12 テレビ放送のメインのおと。しゅおんせい
13 歴史上の出来事を、時代順に記したもの。

35日 読みdeしりとり迷路

月　日

→答え▶P.81

UP!! 記憶力 認知力

時間　分　秒

正答数　／19

●例を参考に、言葉の語尾の読みがしりとりになるように、ゴールまでタテ・ヨコにマスを進みましょう。ただし、ナナメには進めません。

例 学校（がっこう）→雲海（うんかい）→印象（いんしょう）

スタート

主催	因果	拡充	革新	格調
囲炉裏	論証	丁重	歌声	影響
履歴	採掘	机	茶道	尽力
騎馬	番傘	縁日	逐一	丁度
匹敵	距離	重厚	賃貸	世相
早急	噂	魔法	稲妻	難局
食卓	讃美	白夜	原稿	水晶
追尾	備蓄	駆動	浮世絵	獲物
詳細	航空	洞察	永久	濃淡

ゴール

36日 ダジャレ漢字

UP!! 記憶力 認知力

月　日

→答え▶P.81

時間　分　秒

正答数　／14

●□には漢字を、――部には読み方をひらがなで書きましょう。

1 東大生《とうだいせい》、それ知《し》らぬとは□《とう》□《だい》もと暗《くら》し。

2 □《なん》問《もん》に何問答《なんもんこた》えられるかな？

3 もし、□《も》試《し》で満点《まんてん》とったら？

4 独《どく》□《そう》□《てき》なピアノ独奏《どくそう》だね。

5 不器用《ぶきよう》さを□《ぶ》□《き》によう変《か》えた！

6 普段《ふだん》から□《ふ》□《だん》の努力《どりょく》でダイエット。

7 □《ね》入《い》る前《まえ》にネイルケア。

8 試合《しあい》□《かん》□《せん》へ幹線道路《かんせんどうろ》を急《いそ》ごう。

9 点差《てんさ》一切気《いっさいき》にしない□《てん》□《さい》バッター。

10 先刻《せんこく》、出場停止《しゅつじょうていし》を□《せん》□《こく》された。

11 精悍な彼《かれ》、制汗剤《ざい》は必需品《ひつじゅひん》。（　　）

12 力士の怪力、知って驚《おどろ》く。（　　）

13 講談がうまい好男子。（　　）

14 玄関で験担ぎ。（　　）

37日 クロスワード

月　日

→答え▶P.82

UP!! 記憶力 認知力

時間	分	秒
正答数		/13

● カギの漢字の読み方をひらがなで書き、クロスワードを完成させましょう。

■	1	2	■	■	■	3
■	■	4		5		
6			■		■	
■	■	7			8	■
9	10		■	■	11	
■		■	12	■		■
■	13					■

※小さい字も大きく書きます。　例切手 きって→きつて

【タテのカギ】

2 救命
3 老師
5 審査
8 医療
10 連鎖
12 義理

【ヨコのカギ】

1 多岐
4 優勝
6 普通
7 明細
9 儀礼
11 理知
13 裁量

38日 漢字パーツパズル

月　日

→答え▶P.82

UP!! 記憶力 認知力

時間　分　秒

正答数　／12

●漢字のパーツを組み合わせて、漢字１字をつくりましょう。

1 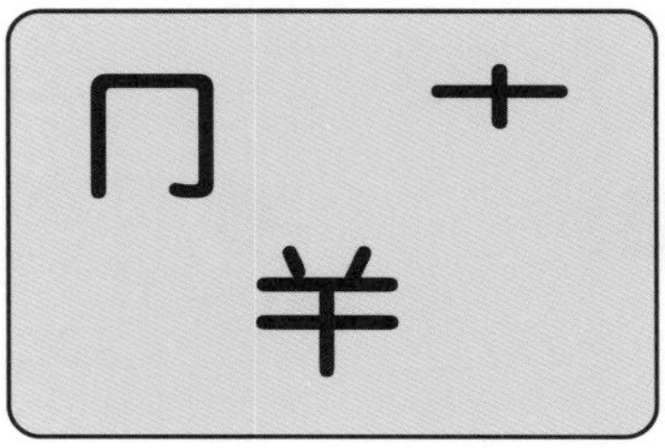

→ □

2 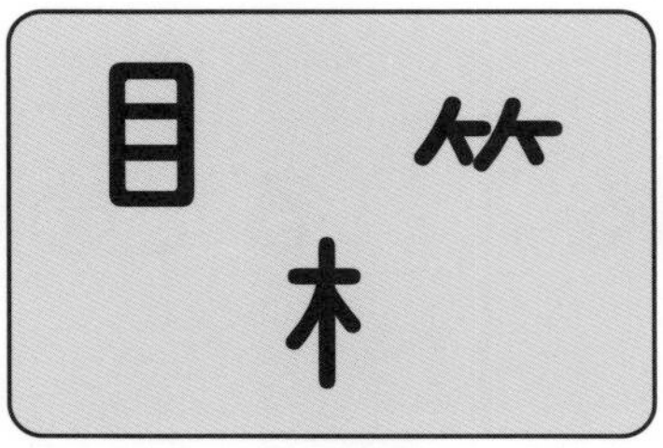

→ □

3 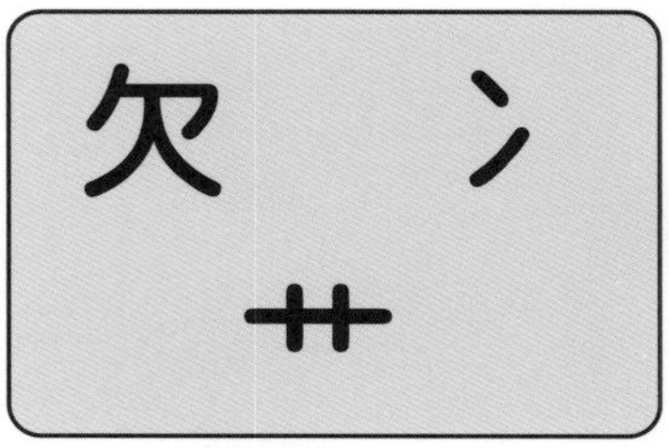

→ □

4 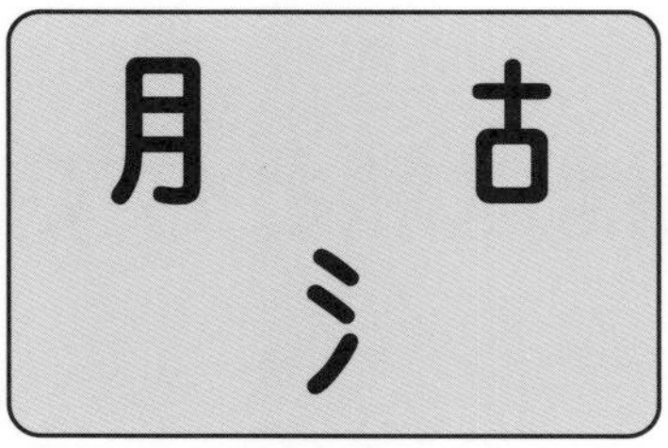

→ □

5 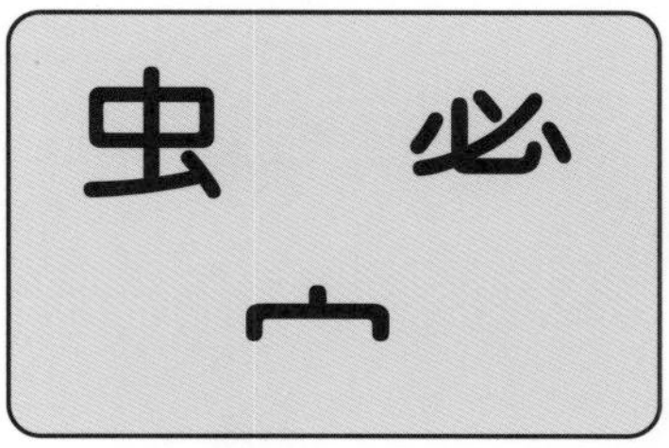

→ □

6 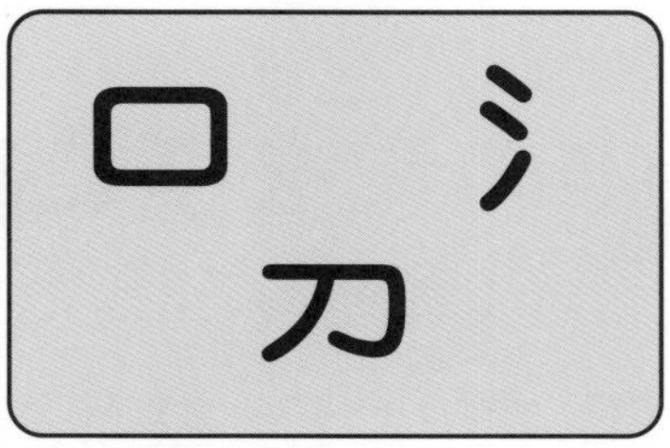

→ □

7 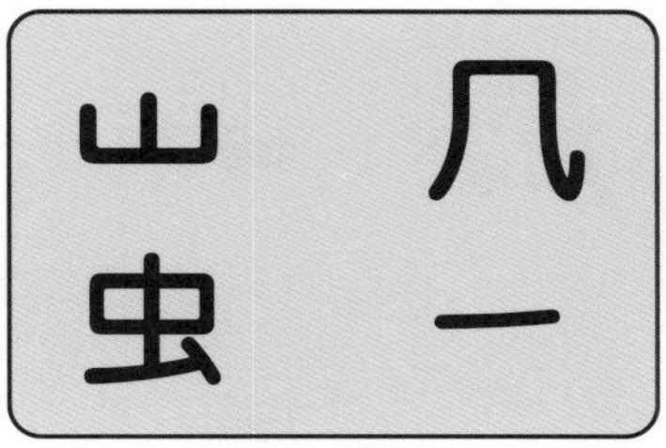

→ □

8 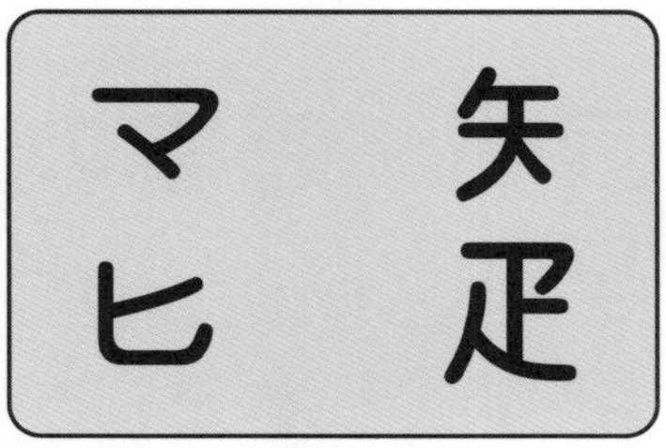

→ □

9 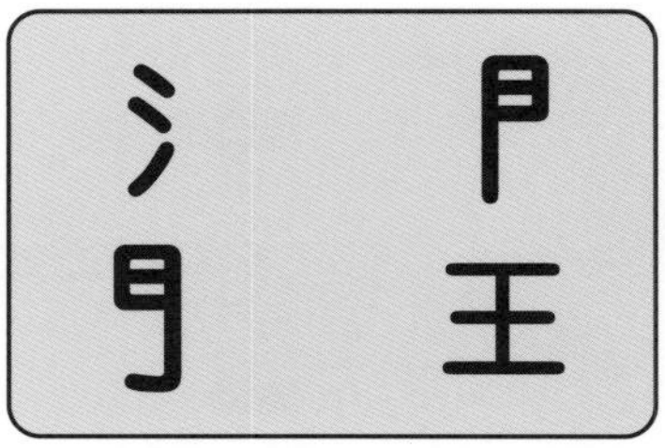

→ □

10 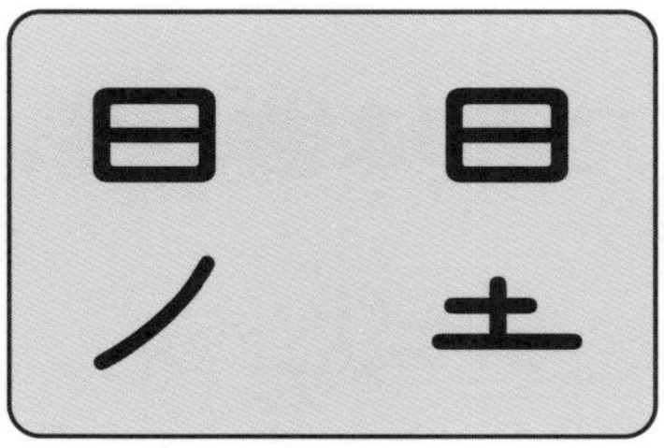

→ □

11 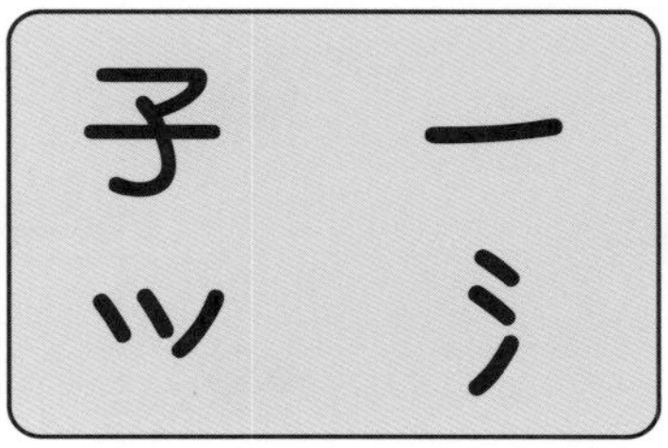

→ □

12 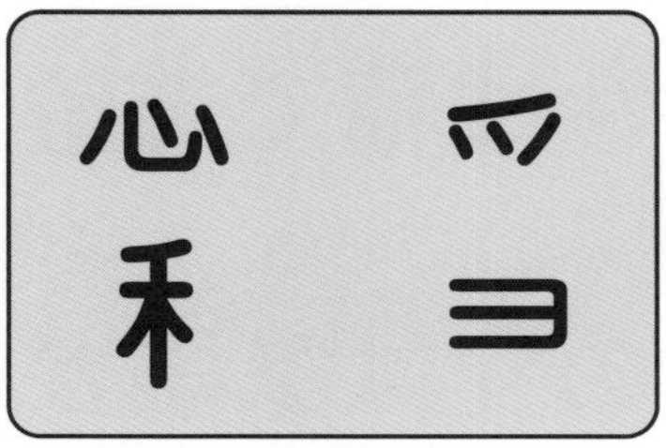

→ □

短文間違い探し

月　　日

→答え▶ P.82

UP!! 記憶力 認知力

時間　　分　　秒

正答数　　／12

●どの文も漢字が１文字ずつ間違っています。誤字を○で囲んで、□の中に正しい漢字を書きましょう。

正しい字

1 砂糖を入れるための容機を買った。 ➡ □

2 その国は若い王が納めていた。 ➡ □

3 気温は以然として低い状態だ。 ➡ □

4 儒要と供給のバランスをとる。 ➡ □

5 籠の中の鳥を空に離つ。 ➡ □

6 この調査には若冠の問題点がある。 ➡ □

7 その瞬間、感喜の声が沸き上がった。 ➡ □

8 妹はピアノを引くのが上手です。 ➡ □

9 部員たちは皆、熱心に錬習した。 ➡ □

10 医師は看者を診るのが仕事だ。 ➡ □

11 優秀な成積で志望校に合格した。 ➡ □

12 今日の父は気嫌がよい。 ➡ □

40日 漢字スケルトン

月　日

→答え▶P.82

UP!! 記憶力 認知力

時間　分　秒

正答数　／24

●マスの数をヒントに、リストの言葉をマスに入れましょう。重なったマスには同じ漢字が入ります。

1

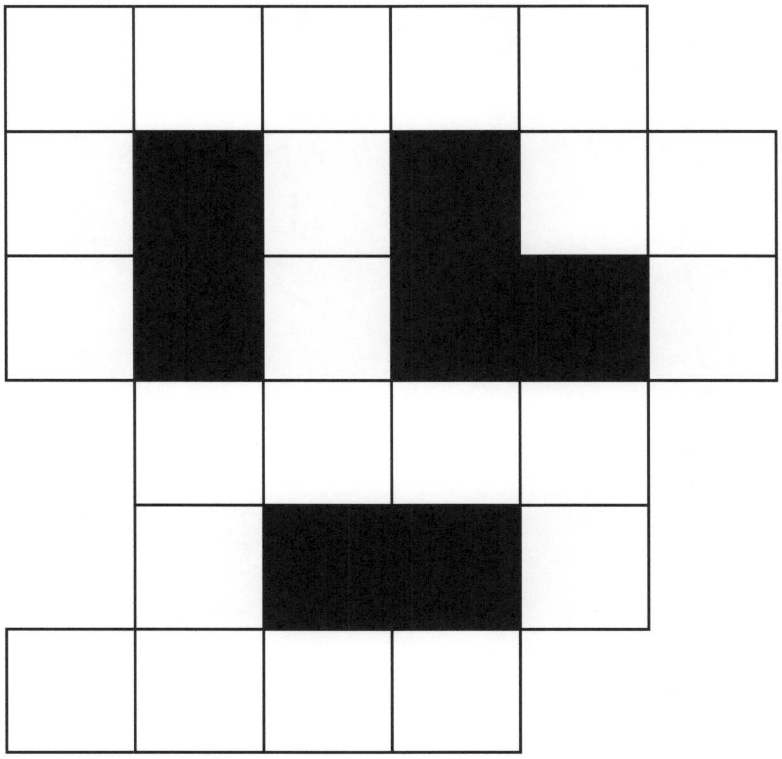

1のリスト

2文字

屋台　証明
日傘　明日

3文字

木版画　運動会

4文字

木造家屋
自画自賛
免震構造

5文字

運転免許証

2

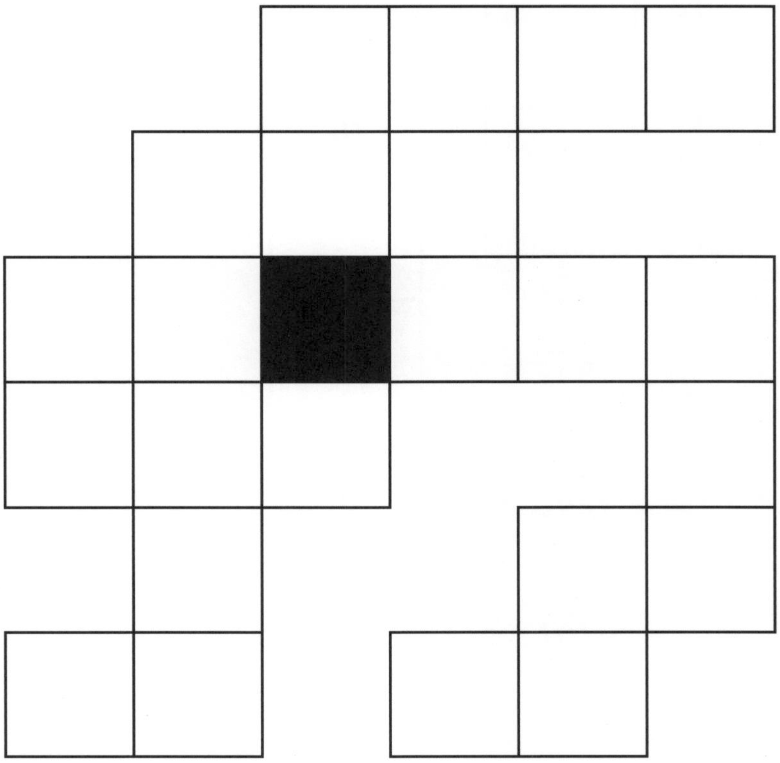

2のリスト

2文字

気球　王国　文化
水中　気体　雪国
王様

3文字

雨模様　陸海空
体温計　空梅雨
地中海

4文字

水陸両用

5文字

地球温暖化

漢字の読み書き

月　日

→答え▶P.82

UP!! 記憶力 認知力

時間　分　秒

正答数　／12

●——部は読み方をひらがなで、□は漢字を書きましょう。

1 机に本《ほん》を並《なら》べる。（　）

2 素敵なドレス。（　）

3 泉質を調査《ちょうさ》する。（　）

4 盗難に気《き》をつける。（　）

5 保身に走《はし》る。（　）

6 鶏卵を生産《せいさん》する。（　）

7 雨《あめ》が□《ふ》る。

8 荷物《にもつ》を□《ゆ》□《そう》する。

9 □《き》□《ぼう》を持《も》ち続《つづ》ける。

10 □《せい》□《ぞう》中《ちゅう》のロボット。

11 その話《はなし》は□《はつ》□《みみ》だ。

12 □《りっ》□《けん》主《しゅ》義《ぎ》の国《こっ》家《か》。

42日 ハチノス３文字言葉

UP!! 記憶力 認知力

月　日

→答え▶ P.83

時間　分　秒

正答数　／40

●スタート〈小細工→工場長〉のように、３文字言葉でしりとりをしながら、スタートからゴールまで線を引いて進みましょう。一部、地名や寺院名も登場します。通らないマスもあるので注意してください。

1

スタート➡

小 公 酒 造 比 例 区
体 細 見 花 場 年 品 間
長 場 工 月 所 前 人 賞 族
上 期 譲 無 国 力 戦 王 金 時
戦 国 水 語 外 帯 将 隆 寺
勝 際 粧 学 力 減 法 子
務 化 限 鉄 加 点 屋

➡ゴール

2

スタート
⬇

集 語 計 新 事 祭 団
大 日 用 務 幅 実 業 体
口 成 流 歩 業 貸 席 闘 戦
式 人 一 声 楽 順 賃 川 服 層
次 第 旧 成 家 間 駅 品 飾
中 的 科 庭 手 葉 構 中
率 学 者 橋 野 内 頭

ゴール⬅

漢字クロスワード

月　　日

→答え▶P.83

UP!! 記憶力 認知力

時間　　分　　秒

正答数　　／25

●タテ・ヨコのヒントの表す言葉を考えて、下のリストから字を選び、マス目に書きましょう。リストの漢字は１度ずつ全て使います。

1	六	2	■	3	期	4	会
一	■	5	6		■	心	■
7	8	■	封	■	9 過		足
■	10	11	■	12 違	■	乱	■
13 邪	■	14	15		16	■	17 電
18	耳	■	数	■	19	拍	
台	■	20 異	■	21		■	工
22	会		事		■	23 独	

リスト

手　一　学　信　感　子　国　講　件　射
不　帯　確　座　堂　熱　夜　第　議　反
声　一　明　条　馬

タテのヒント

1 選挙運動《せんきょうんどう》などの際《さい》に、候補者《こうほしゃ》が公《おおやけ》の場《ば》で最初《さいしょ》に発《はっ》する言葉《ことば》

2 レシートやファックスに使《つか》う○○紙《し》。時《じ》間《かん》がたつと変色《へんしょく》したり印字《いんじ》がうすくなる

3 『アラビアン・ナイト』とも呼《よ》ばれる『千《せん》夜《や》○○物語《ものがたり》』

4 ひとつのことに集中《しゅうちゅう》し、他《ほか》のことに気《き》を取《と》られないこと

6 百万円《ひゃくまんえん》の束《たば》に巻《ま》かれている細《ほそ》い紙《かみ》。読《よ》み方《かた》は「おびふう」

8 はっきりしていること。「責任《せきにん》の所在《しょざい》を○○にする」

11 堅《かた》く信《しん》じて守《まも》っている事柄《ことがら》。「誠実《せいじつ》がわたしの○○です」

12 法規《ほうき》・協定《きょうてい》・契約《けいやく》などにそむくこと。「交通《こうつう》○○で減点《げんてん》された」

13 三世紀頃《さんせいきごろ》の日本《にほん》にあった、女王卑弥呼《じょおうひみこ》が治《おさ》めていた国《くに》

15「営業努力《えいぎょうどりょく》により、契約《けいやく》○○が２倍《ばい》に増《ふ》えました」

16 占《うらな》いに使《つか》われる12星座《せいざ》では、さそり座《ざ》とやぎ座《ざ》のあいだ

17 電子《でんし》の運動《うんどう》による現象《げんしょう》やその応用《おうよう》を研究《けんきゅう》する学問《がくもん》。エレクトロニクス

20 ひとつの意見《いけん》に対《たい》する反対《はんたい》または不服《ふふく》の意見《いけん》。「○○を唱《とな》える」

21 学校《がっこう》などで、式《しき》や講演《こうえん》などを行《おこな》うための大《おお》きな建物《たてもの》

ヨコのヒント

1 直観的《ちょっかんてき》に何《なに》かを感《かん》じとる心《こころ》の働《はたら》き。シックスセンス

3「一生《いっしょう》に一度《いちど》しかない出会《であ》い」という意味《いみ》の四字熟語《よじじゅくご》

5 最低気温《さいていきおん》がセ氏《し》25度《ど》より下《さ》がらない、暑《あつ》くて寝苦《ねぐる》しい夜《よる》

7 意見《いけん》・主張《しゅちょう》などを広《ひろ》く世間《せけん》に知《し》らせること。「共同《きょうどう》○○を発表《はっぴょう》」

9 余《あま》ることと足《た》りないこと。「必要《ひつよう》な情報《じょうほう》を○○○なく盛《も》り込《こ》む」

10「絶対《ぜったい》に間違《まちが》いない！」と○○をもって断《だん》言《げん》した

14 動物《どうぶつ》に「ベルが鳴《な》るとエサが食《た》べられる」ことを学習《がくしゅう》させると、ベルが鳴《な》るだけでだ液《えき》が出《で》る現象《げんしょう》

18「○○東風《とうふう》」とは、人《ひと》の意見《いけん》や批評《ひひょう》などを聞《き》き流《なが》すこと

19 歌《うた》や曲《きょく》のリズムに合《あ》わせて手《て》を打《う》ち鳴《な》らすこと

21 大学《だいがく》などで行《おこな》われる、講義形式《こうぎけいしき》の講習会《こうしゅうかい》や放送番組《ほうそうばんぐみ》。「大学《だいがく》の公開《こうかい》○○で学《まな》ぶ」

22 永田町《ながたちょう》にある、日本《にほん》の政治《せいじ》の中心《ちゅうしん》となっている建物《たてもの》

23「誰《だれ》にも教《おそ》わらず、○○でフランス語《ご》を習《しゅう》得《とく》しました」

同音異字あり四字熟語

月　　日

→答え▶P.83

UP!! 記憶力 認知力

時間　　分　　秒

正答数　　／28

●例のように、線で結ばれたマス中央の２つのマスには、同じ読みの違う漢字が２文字入ります。リストの漢字を１度ずつ使い、それぞれ四字熟語をつくりましょう。

リスト

行　行　性　雄　由　遺　作　盛　割　嘗
校　稿　題　薪　錯　闘　射　方　真　個
正　代　捨　枯　法　線　選　意

例　「ウン・リュウ」と読む漢字がそれぞれ中央の空マスに入り、「行雲流水」「家運隆盛」ができます。

行	《ウン》	《リュウ》	水	―	家	《ウン》	《リュウ》	盛

↓

行	雲	流	水	―	家	運	隆	盛

1	試	《コウ》	《サク》	誤	―	投	《コウ》	《サク》	品
2	品	《コウ》	《ホウ》	正	―	学	《コウ》	《ホウ》	人
3	臥《が》	《シン》	《ショウ》	胆《たん》	―	正	《シン》	《ショウ》	銘
4	自	《ユウ》	《カッ》	達	―	群	《ユウ》	《カッ》	拠
5	取	《シャ》	《セン》	択	―	放	《シャ》	《セン》	状
6	栄	《コ》	《セイ》	衰	―	没	《コ》	《セイ》	的
7	古	《ダイ》	《イ》	跡	―	問	《ダイ》	《イ》	識

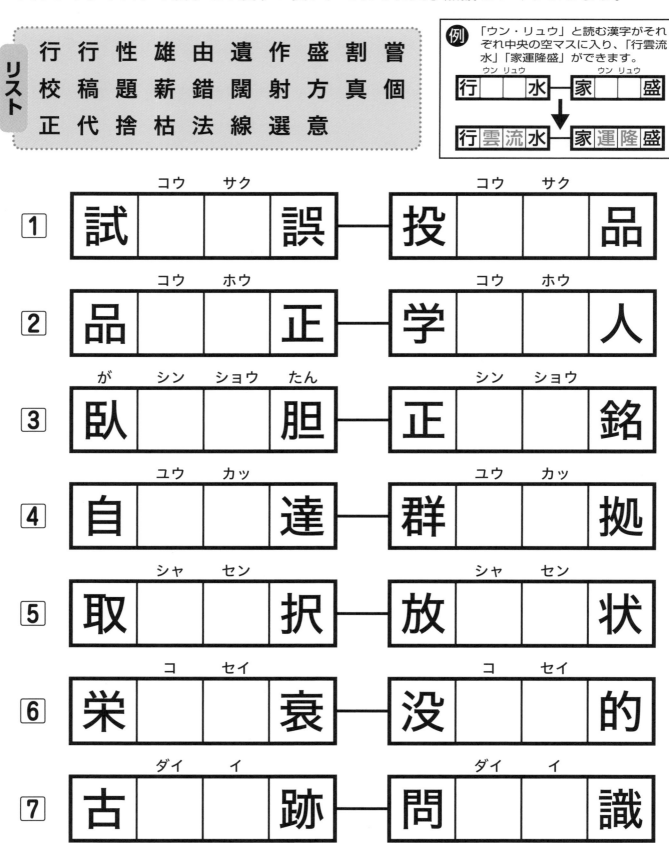

45日 旧暦の月の名前

月　日

記憶力 UP!! 認知力

時間　分　秒
正答数　／12

→答え▶P.83

●──部の読み方をひらがなで書きましょう。

1 一月《いちがつ》…睦月

2 二《に》月《がつ》…如月

3 三月《さんがつ》…弥生

4 四《し》月《がつ》…卯月

5 五《ご》月《がつ》…皐月

6 六月《ろくがつ》…水無月

7 七月《しちがつ》…文月

8 八月《はちがつ》…葉月

9 九《く》月《がつ》…長月

10 十月《じゅうがつ》…神無月

11 十一月《じゅういちがつ》…霜月

12 十《じゅう》二《に》月《がつ》…師走

46日 二字熟語パズル

月　　日

→答え▶P.83

UP!! 記憶力 認知力

時間　　分　　秒

正答数　　／6

●二字熟語が３つに分かれています。元の二字熟語を答えましょう。

1

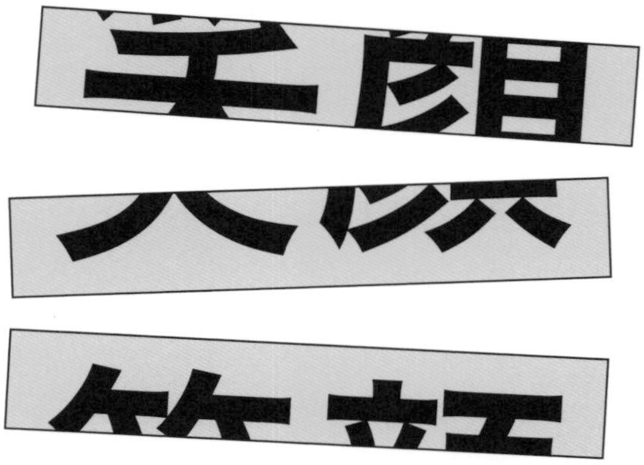

2

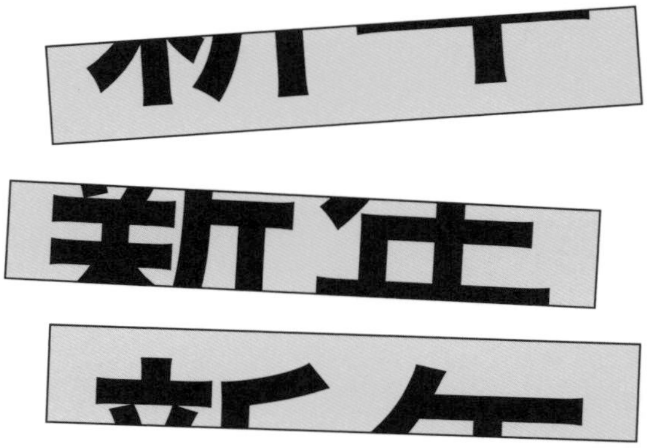

3

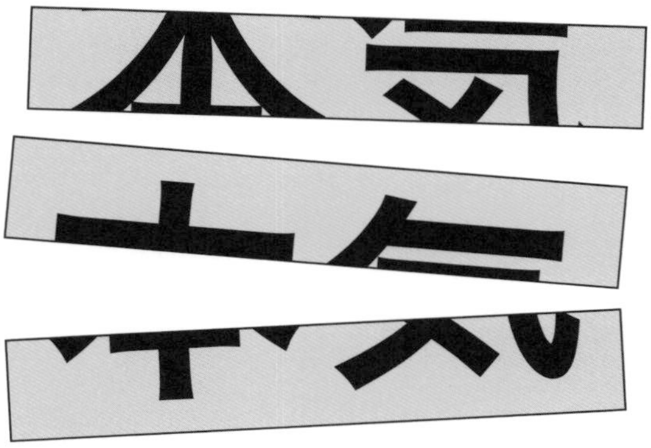

4

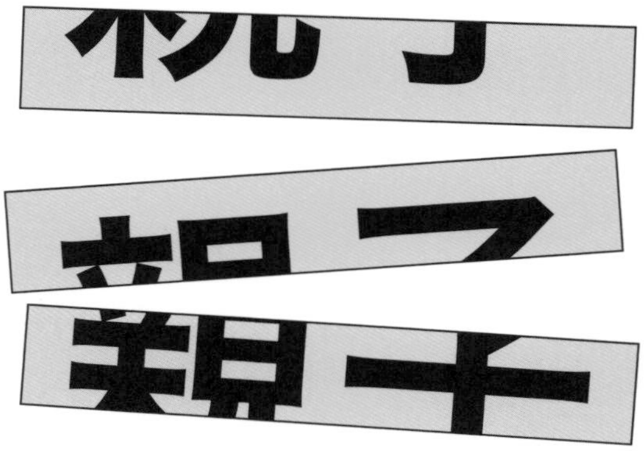

5

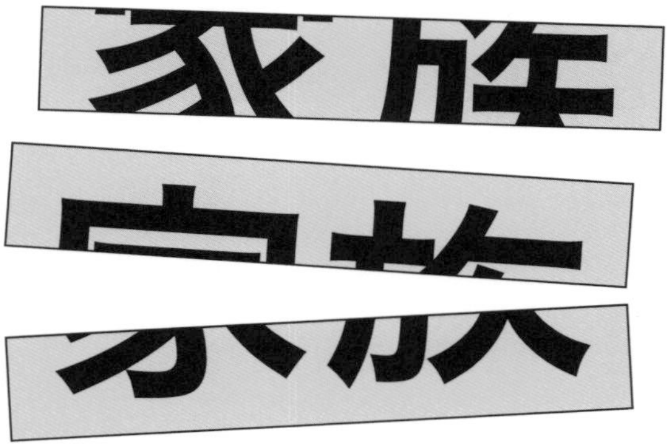

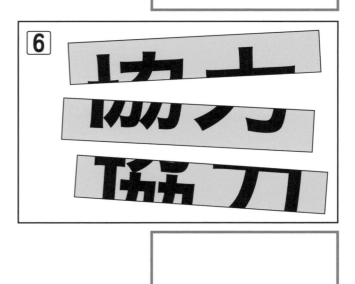

6

47日 漢字絵間違い探し

月　　日

→答え▶P.84

UP!! 注意力 集中力

時間　　分　　秒

正答数　　／5

●「猫」の字を使った漢字絵です。この中に、周囲と違う漢字が5つまざっていますので、それを探して○で囲みましょう。

間違い5か所

```
　　　　　　猫猫　　　　　　　猫猫
　　　　　猫　　猫　　　　　猫　　猫
　　　　　猫　　猫猫猫猫猫猫猫　　猫　　　猫猫猫猫
　　　　　猫猫猫猫猫猫猫猫猫猫猫猫猫　　猫猫猫猫猫猫
　　　　　猫猫猫猫猫猫猫猫猫猫苗猫猫　　猫猫猫猫猫猫
　　　　猫猫　猫　猫猫猫猫猫　猫　猫猫　猫猫猫猫猫猫
　　　猫猫猫　猫　　猫猫猫　　猫　猫猫猫　猫猫猫猫
　　　猫猫猫猫猫猫猫猫猫猫猫猫猫猫猫猫猫　猫猫猫猫
　　　猫猫抽猫猫猫猫　　　猫猫猫猫猫猫猫　猫猫猫猫
　　　猫猫猫猫猫猫猫猫　猫猫猫猫猫猫猫猫　猫猫猫猫
　　　　猫猫猫猫　猫猫　猫猫　猫猫猫猫　　猫猫猫猫
　　　　　猫猫猫猫　　猫　　猫猫猫猫猫　猫猫猫猫猫
　　　　猫猫　猫猫猫猫猫猫猫猫猫猫　猫猫猫猫猫猫
　　猫猫猫猫猫　　　　　　　　　　猫猫猫猫猫猫猫
　猫猫猫猫猫猫猫猫猫猫猫猫猫猫猫猫猫猫猫狐猫猫
猫猫猫猫猫　猫猫猫猫猫猫猫猫猫猫猫猫猫猫猫猫猫
猫猫猫猫　猫猫猫猫猫猫猫猫猫猫猫猫猫猫猫猫猫
　猫　　猫猫猫　　　　　猫猫猫猫猫猫猫猫猫猫猫
　猫猫猫猫猫　　　猫袖　　猫猫猫猫猫猫　　猫猫猫
猫猫猫猫田猫　猫猫猫　　　猫猫猫猫猫　猫猫猫猫猫猫
猫猫猫猫猫猫　　　猫　　　猫猫猫猫　猫猫猫猫猫猫猫
猫猫猫猫猫猫　猫猫猫猫猫　猫猫猫猫　猫猫猫猫猫猫猫
　猫猫猫猫猫　　　猫　　　猫猫猫猫　猫猫猫猫猫猫
　　猫猫猫猫　　　猫　　　猫猫猫猫　猫猫猫猫猫
　猫猫猫猫猫　　　猫　　　猫猫猫　猫猫猫猫猫猫猫
　猫猫猫猫猫猫　　　　　猫猫猫猫　猫猫猫猫猫猫猫
```

48日 慣用句パズル

月　日

→答え▶ P.84

UP!! 記憶力 認知力

時間　分　秒

正答数　／4

●カードの字を組み合わせて、慣用句を２つずつつくりましょう。

1

現　心　め　頭　角　を　る　留　す　に

2

葉　も　を　も　腹　る　割　い　な　根

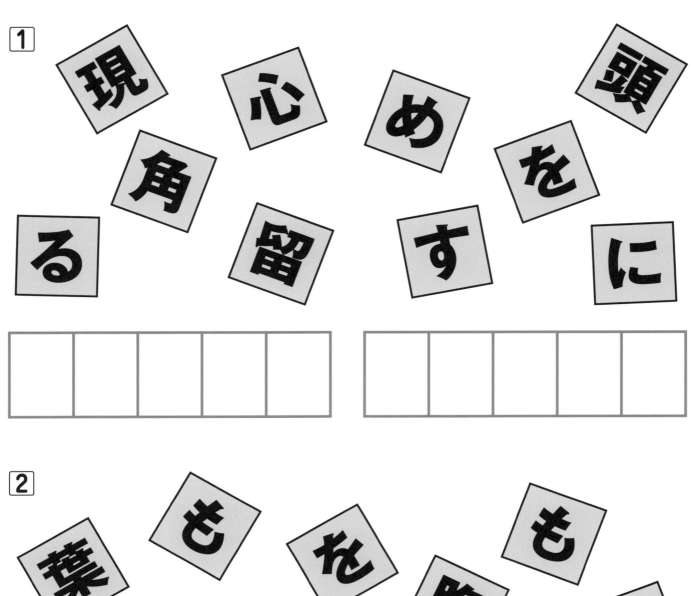

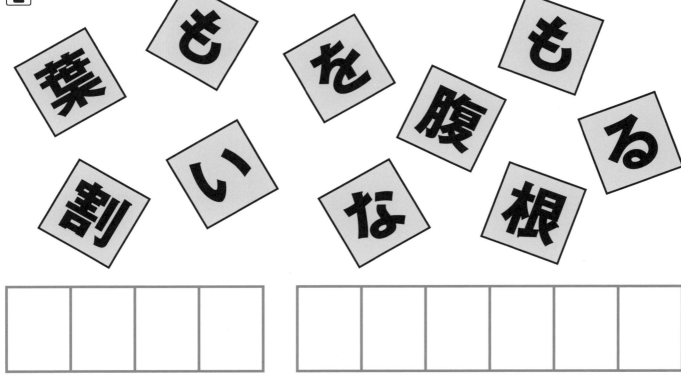

読み間違えやすい字

月　日

UP!! 記憶力 認知力

→答え▶P.84

時間　分　秒

正答数　／10

●——部の読み方をひらがなで書きましょう。

1 極悪非道《ひどう》な行《おこな》い。（　　）

2 共同研究《きょうどうけんきゅう》の約定。（　　）

3 大臣《だいじん》を更迭する。（　　）

4 作業《さぎょう》の進捗状況《じょうきょう》。（　　）

5 詩歌を朗詠《ろうえい》する。（　　）

6 廉価な商品《しょうひん》を売《う》る。（　　）

7 一足飛《と》びの昇格《しょうかく》。（　　）

8 柔和な表情《ひょうじょう》。（　　）

9 初陣を飾《かざ》る。（　　）

10 世間体を気《き》にする。（　　）

50日 漢字クロスワード

月　日

UP!! 記憶力 認知力

→答え▶P.84

時間　分　秒

正答数　/29

●タテ・ヨコのヒントの表す言葉を考えて、下のリストから字を選び、マス目に書きましょう。リストの漢字は１度ずつ全て使います。

1	濯	2	■	3	綿	■	4 鼓
車	■	5	空		■	6	
■	7		■	8	天		■
9		■	10		■	11	12
想	■	13 近		■	14 随	■	薄
15	16	■	17	18		19	■
■	20	酔	■	業	■	21	22
23 盆		■	24 紫		部	■	柄

リスト

海　的　似　家　真　人　物　楽　大　製
心　管　洗　性　中　式　木　始　役　理
原　地　器　動　代　品　自　時　相

タテのヒント

1 「今度《こんど》の日曜日《にちようび》こそ○○して、車《くるま》をピカピカにするぞ」

2 人《ひと》や動物《どうぶつ》などの声《こえ》や鳴《な》き声《ごえ》を模倣《もほう》すること

3 オーボエ、クラリネットなど、木製《もくせい》の楽《がっ》器《き》

4 心臓《しんぞう》がどきどき動《うご》くことや、その音《おと》

6 自分《じぶん》の家《いえ》で作《つく》ること。「このジャムとケーキ、○○○なのよ」

7 「○○のいい対戦相手《たいせんあいて》」「上司《じょうし》とは○○が悪《わる》い」

9 最《もっと》も望《のぞ》ましい状態《じょうたい》に合致《がっち》している様子《ようす》。「○○○な結婚相手《けっこんあいて》」

10 広々《ひろびろ》とした大海《たいかい》。読《よ》み方《かた》は「おおうなばら」

12 需要《じゅよう》に対《たい》し、商品《しょうひん》が不足《ふそく》すること

14 必要《ひつよう》なときはいつでも。「本校《ほんこう》は○○、学《がく》生《せい》の入学《にゅうがく》を認《みと》めています」

16 真《ま》ん中《なか》のエリア

18 小学校《しょうがっこう》や中学校《ちゅうがっこう》、高校《こうこう》で学期《がっき》の初《はじ》めに実《じっ》施《し》される式《しき》。たとえば二学期《にがっき》のこれは九《く》月一日《がつついたち》に行《おこな》う学校《がっこう》が多《おお》い

19 「主役《しゅやく》がけがをして舞台《ぶたい》に出《で》られなくなったから、○○を立《た》てたよ」

22 人《ひと》の品格《ひんかく》や性格《せいかく》。「彼《かれ》は○○がいいから、みんなに好《す》かれているね」

ヨコのヒント

1 「雨《あめ》が降《ふ》ってきた。急《いそ》いで○○○を取《と》りこまなくっちゃ」

3 英語《えいご》でいえば「コットン」。読《よ》み方《かた》は「もめん」

5 電極《でんきょく》をガラス管《かん》に封入《ふうにゅう》し、管内《かんない》を真空《しんくう》に近《ちか》くしたもの。かつてはラジオなどに多《おお》く使《つか》われた

6 自然《しぜん》に動《うご》くこと。「○○ドア」「全《ぜん》○○洗《せん》濯機《たくき》」

7 互《たが》いに似《に》ていること

8 何事《なにごと》に対《たい》しても肯定的《こうていてき》でのんきな人《ひと》。英《えい》語《ご》でいえば「オプティミスト」

9 感情《かんじょう》に動《うご》かされず、道理《どうり》に従《したが》って判断《はんだん》したり行動《こうどう》したりする能力《のうりょく》

10 度量《どりょう》の大《おお》きな、人並《ひとな》み以上《いじょう》にすぐれた人《じん》物《ぶつ》。「○○晩成《ばんせい》」「○○小用《しょうよう》」

11 製造《せいぞう》した品物《しなもの》。「新《しん》○○」

13 遠洋《えんよう》↔「○○」

15 予想《よそう》や推測《すいそく》がピタリと当《あ》たること。「○○率《りつ》」

17 有史以前《ゆうしいぜん》、人類《じんるい》がまだ生産手段《せいさんしゅだん》などをもたず、自然物《しぜんぶつ》の採取《さいしゅ》にのみ頼《たよ》っていたころ

20 その人《ひと》の業績《ぎょうせき》などに感銘《かんめい》を受《う》け、傾倒《けいとう》すること。「ショパンに○○する」

21 官僚《かんりょう》や公務員《こうむいん》の俗称《ぞくしょう》

23 周囲《しゅうい》を山《やま》によって囲《かこ》まれている平地《へいち》。「甲府《こうふ》○○」

24 『源氏物語《げんじものがたり》』の作者《さくしゃ》

51日 矢印熟語パズル

月　　日

→答え▶P.84

UP!! 記憶力 認知力

時間　　分　　秒

正答数　　／19

●➡の方向に読むと二字熟語ができます。リストの漢字をマスに１度ずつ入れましょう。

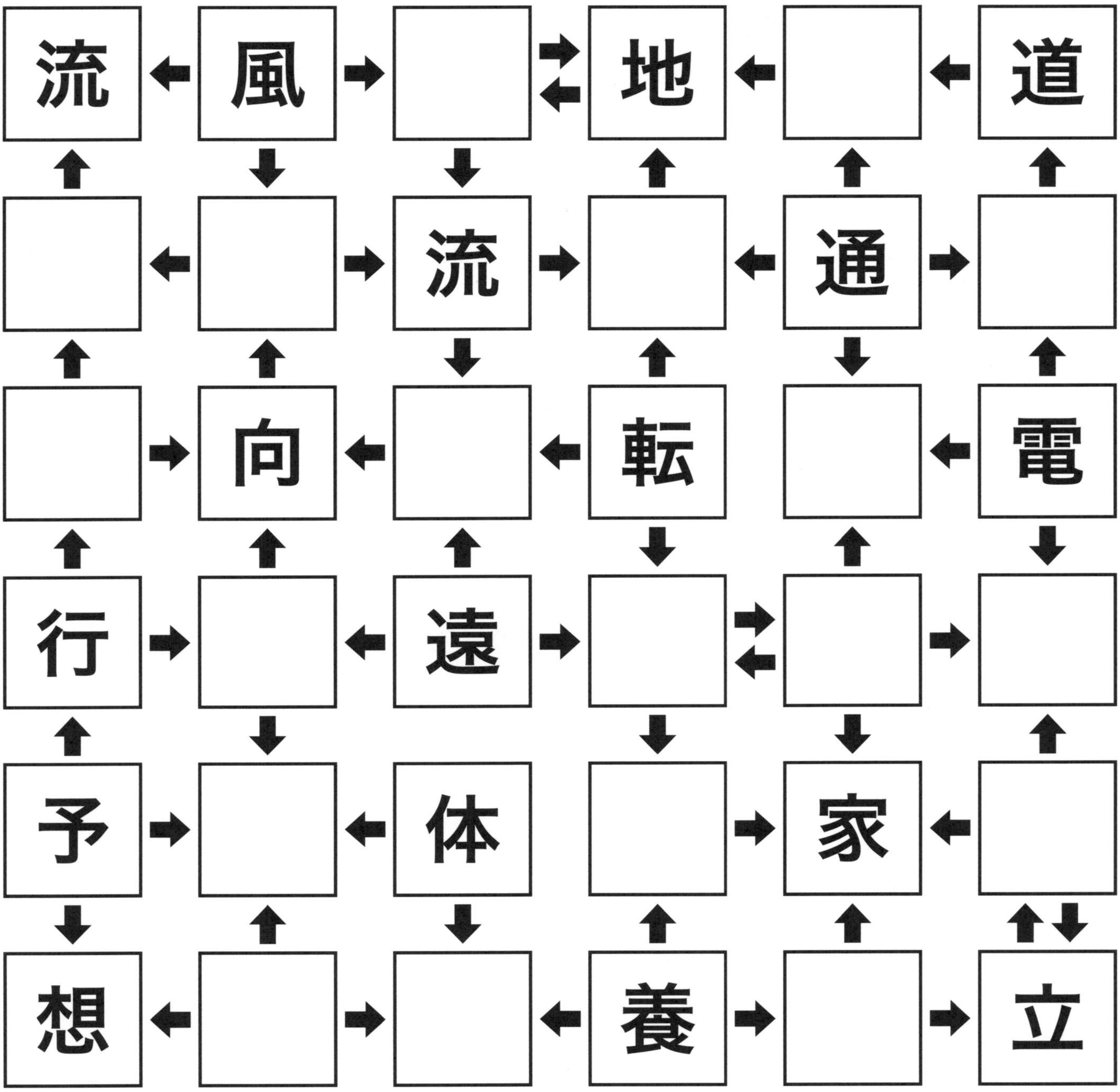

リスト

物　下　用　力　言　上　発　動　出　話
方　写　実　生　報　国　路　育　分

四字熟語パズル

月　日

→答え▶P.85

UP!! 記憶力 認知力

時間　分　秒

正答数　／4

●バラバラの漢字を組み合わせて、四字熟語を４つつくりましょう。

引　義　力　自

断　優　万　放

有　分　不　柔

由　大　奔　名

53日 漢字つめクロス

月　日

→答え▶P.85

UP!! 記憶力 認知力

時間　分　秒

正答数　／22

●あらかじめマス目に現れている漢字をヒントに、リストの漢字を1度ずつ全て使ってクロスワードを完成させましょう。

公		正		■		世	
■	鏡	■	国		■		■
禁		令	■	名		交	
■	水	■	新		■		金
屈	■	見		■	司	■	
	引	■			会	見	■
■		来	事	■		学	
	物		■	壮	行		■

リスト

強　出　校　客　大　聞　有　換　人　新　刺

見　明　進　者　止　代　代　会　記　界　所

54日 ハチノス４文字言葉

月　　日

UP!! 記憶力 認知力

時間　　分　　秒

正答数　　／25

→答え▶ P.85

●スタート〈戦国大名→名誉教授〉のように、４文字言葉でしりとりをしながら、スタートからゴールまで線を引いて進みましょう。一部、地名も登場します。通らないマスもあるので注意してください。

1

スタート ➡ 戦

戦 信 表 治 維 習 会

国 所 名 明 各 新 社 人

名 大 少 光 点 実 失 間 地

誉 進 参 観 給 差 格 金 当 連

教 業 長 正 是 社 配 弁 座

授 館 気 月 住 宅 温 預

取 配 分 譲 受 取 金

金 ➡ ゴール

2

スタート ⬇ 令

出 転 修 令 元 年 末

視 木 回 購 和 色 戦 商

東 耳 馬 挽 誉 名 国 定 工

求 風 倒 料 金 機 大 保 岸 事

力 速 気 送 融 関 上 護 前

発 電 野 平 東 物 愛 予

基 時 外 活 動 束 約

約 ➡ ゴール

ダジャレ漢字

月　　日

→答え▶P.85

UP!! 記憶力 認知力

時間　　分　　秒
正答数　　／14

●□には漢字を、――部には読み方をひらがなで書きましょう。

1 □《ほとけ》様《さま》はほっとけない。

2 □《き》□《つ》けの名人《めいじん》と聞《き》きつけ訪問《ほうもん》。

3 □《こう》□《か》なうちに売《う》っておこうか。

4 小《お》野《のの》□《こ》□《まち》も困《こま》っちまう。

5 大量《たいりょう》の大漁《たいりょう》□《ばた》がはためいた。

6 □《ひょう》□《が》で地表《ちひょう》が覆《おお》われていた。

7 南極探検《なんきょくたんけん》は□《なん》□《きょく》続《つづ》き。

8 仲間《なかま》の□《たい》□《いん》が今日退院《きょうたいいん》。

9 ショータイムで□《しょう》□《たい》明《あ》かす。

10 □《がい》□《こく》人《じん》が異国《いこく》を旅《たび》する。

11 土間《どま》の三和土《たたき》を□《たた》き固《かた》める。

12 □《お》頭付《かしらつ》き、美味《おい》しそおかしら？

13 冷蔵庫《れいぞうこ》に高菜はあったかな？
（　　　）

14 ここは敢えてマヨネーズで和えて。
（　　　）

漢字スケルトン

UP!! 記憶力 認知力

月　日

→答え▶P.86

時間　分　秒

正答数　／19

●マスの数をヒントに、リストの言葉をマスに入れましょう。重なったマスには同じ漢字が入ります。

1

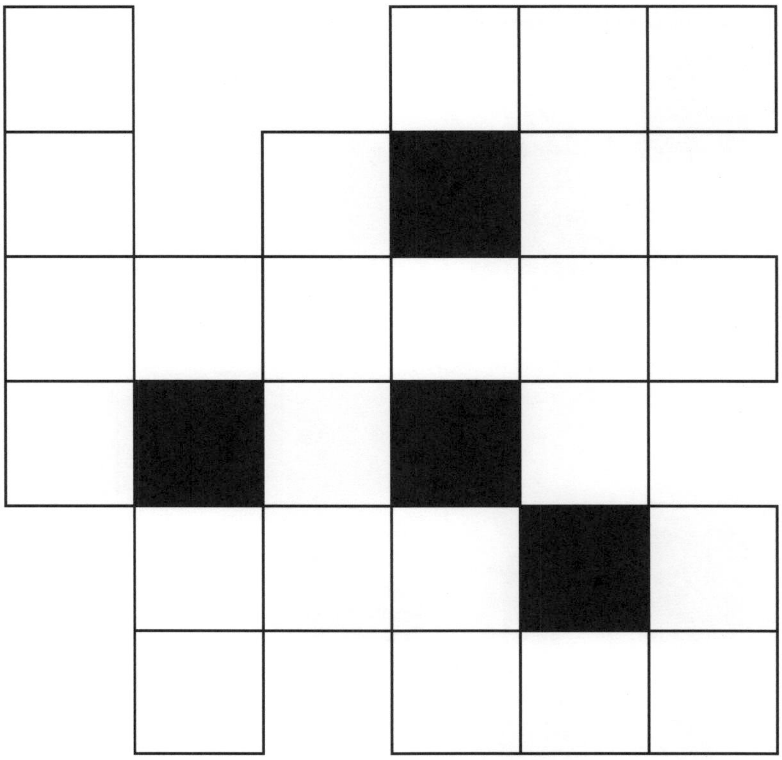

1のリスト

2文字

園児　甲乙　機会

3文字

児童会　甲子園

説明書

4文字

明智光秀

聖人君子

小春日和

6文字

日本人観光客

2

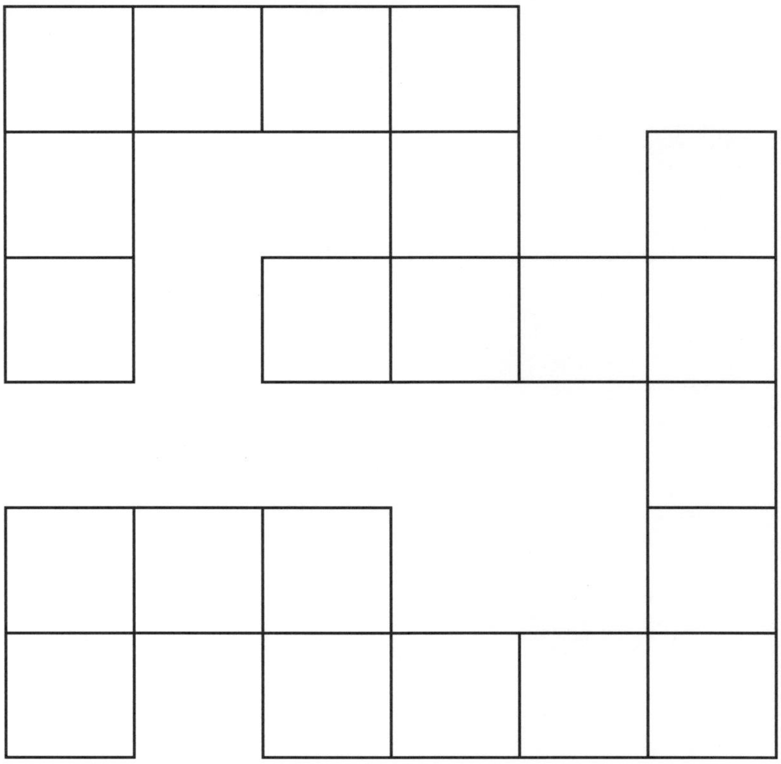

2のリスト

2文字

単一　十指

3文字

十《じゅう》二《に》単《ひとえ》　事務方

後日談

4文字

四方八方

一心同体

後生大事

5文字

地方自治体

57日 漢字クロスワード

月　　日

→答え▶P.86

UP!! 記憶力 認知力

時間　分　秒

正答数　／25

●タテ・ヨコのヒントの表す言葉を考えて、下のリストから字を選び、マス目に書きましょう。リストの漢字は1度ずつ全て使います。

1	舞	2	■	3 拡	4	■	5 緑
任	■	6	7	■	8	拠	
9	10	■	11	12		■	帯
■	13	影	■	粧	■	14 平	■
15		■	16 底	■	17 違		感
外	■	18		19 倒	■	外	■
20	平		■	21	22		23
出	■	24	座	■	操	■	額

リスト

張　星　体　文　等　面　和　所　初　給
門　交　化　作　不　差　水　一　台　立
人　地　辺　本　下

タテのヒント

1 初《はじ》めて就職《しゅうしょく》したときの給料《きゅうりょう》
2 英語《えいご》でいえば「キッチン」
4 その事件《じけん》の起《お》こるもとを作《つく》った人間《にんげん》
5 主《おも》に都市部《としぶ》で、美観《びかん》や環境保護《かんきょうほご》などの目《もく》
的《てき》で設《もう》けられた緑《みどり》の多《おお》い地域《ちいき》
7 文章《ぶんしょう》を作《つく》ること
10 物事《ものごと》の表面《ひょうめん》に現《あらわ》れない部分《ぶぶん》。「○○○で
事態《じたい》が進《すす》んでいる」
12 白粉《おしろい》や紅《べに》などを使《つか》って顔《かお》を美《うつく》しく装《よそお》い飾《かざ》
ること。「○○品《ひん》」「厚《あつ》○○」
14 戦争《せんそう》を起《お》こさず、世界《せかい》を安泰《あんたい》に保《たも》つため
にする国家間《こっかかん》の交渉《こうしょう》
15 貴重品《きちょうひん》などを秘蔵《ひぞう》して、家《いえ》からの持《も》ち出《だ》
しを許《ゆる》さないこと
16 三角形《さんかくけい》の頂点《ちょうてん》に向《む》きあう辺《へん》
18 わし座《ざ》のアルタイルやおとめ座《ざ》のスピカ
など、明《あか》るさの等級《とうきゅう》が一等級《いっとうきゅう》の星《ほし》のこと
19 逆立《さかだ》ち
22 「ラジオ○○」「準備《じゅんび》○○」
23 差《さ》し引《ひ》いた残《のこ》りの金額《きんがく》や数量《すうりょう》。「○○ベッ
ド」

ヨコのヒント

1 初《はじ》めて人々《ひとびと》の前《まえ》で腕前《うでまえ》を披露《ひろう》すること。
「今日《きょう》のバレエの発表会《はっぴょうかい》、娘《むすめ》の○○○な
んですよ」
3 規模《きぼ》や範囲《はんい》を大《おお》きく広《ひろ》げること
6 身《み》のこなしやふるまい
8 読売《よみうり》ジャイアンツの○○○は東京《とうきょう》ドーム
9 必要《ひつよう》なところに水《みず》を供給《きょうきゅう》すること。
「○○タンク」「○○車《しゃ》」
11 知的教養《ちてききょうよう》のある人《ひと》。主《おも》に社会的活動《しゃかいてきかつどう》にか
かわる学者《がくしゃ》や芸術家《げいじゅつか》などのこと
13 心《こころ》に思《おも》いうかべる顔《かお》や姿《すがた》。「彼女《かのじょ》の目《め》もと
には母《はは》の○○がある」
15 ある師《し》について教《おし》えを受《う》けること。
また、その人《ひと》
17 どことなくちぐはぐな感《かん》じ。「彼《かれ》と話《はな》して
いると○○○を覚《おぼ》える」
18 ある一方《いっぽう》だけに偏《かたよ》ること。「ぼくはビール
○○○だね」
20 平等《びょうどう》でないこと
21 ふたつの道路《どうろ》や線路《せんろ》の高《たか》さを変《か》えて、上《じょう》
下《げ》で交《まじ》わるようにした交差《こうさ》
24 天球上《てんきゅうじょう》の恒星《こうせい》の位置《いち》を示《しめ》すために、目《め》に
見《み》える配置《はいち》の形《かたち》に基《もと》づいて区《く》分《わ》けしたも
の。オリオンやおおぐまなどの名《な》がつけ
られ、現在《げんざい》88ある

漢字絵間違い探し

月　　日

→答え▶P.86

UP!! 注意力 集中力

時間　　分　　秒

正答数　　／6

● 4つの漢字で「船とかもめ」がつくられています。この中に、周囲と違う漢字が6つまざっていますので、それを探して○で囲みましょう。

間違い6か所

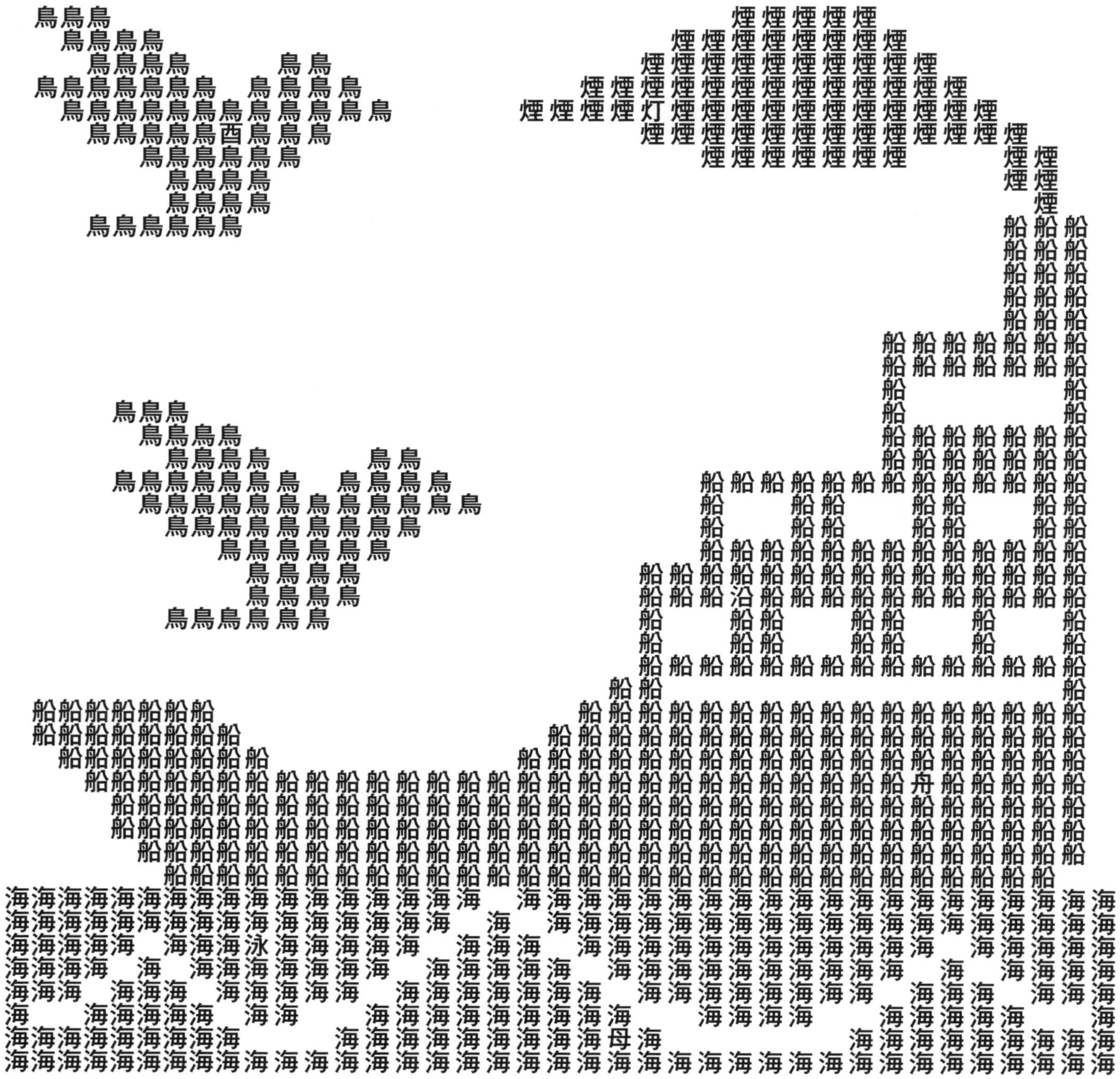

59日 しりとりツメクロス

UP!! 記憶力 認知力

月　日

→答え▶P.86

時間　分　秒

正答数　／60

●リストの漢字を入れて時計回りに熟語のしりとりを完成させましょう。熟語の最後の漢字と次の熟語の最初の漢字が重複する部分は□になっています。

→スタート

	往		往		切		号		
末		倒		候			全		手
		家		務		在		欠	
標			礼		作				
	稽				全		地	務	手
骨		謡	家		体				
	唐					異			風
		守					鑑		
転	天			末		人		光	帆
		縁		縁		場		長	

リスト

合	安	印	右	歌	外	格	勝	完	観	奇	起
儀	客	曲	曲	勤	結	荒	古	左	作	先	産
子	事	事	順	所	承	証	消	人	跡	船	像
太	地	丁	転	踏	動	内	破	符	復	補	法
目	本	入	前	満	民	無	無	明	野	露	立

隠れ四字熟語

月　　日

UP!! 記憶力 認知力

時間　　分　　秒

正答数　　／6

→答え▶P.87

●隠れている四字熟語を答えましょう。文字の順序がバラバラなものもありますので、正しい順序で書きましょう。

1

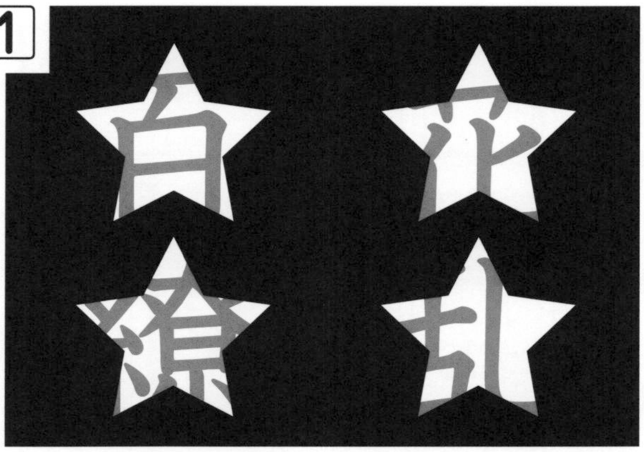

2

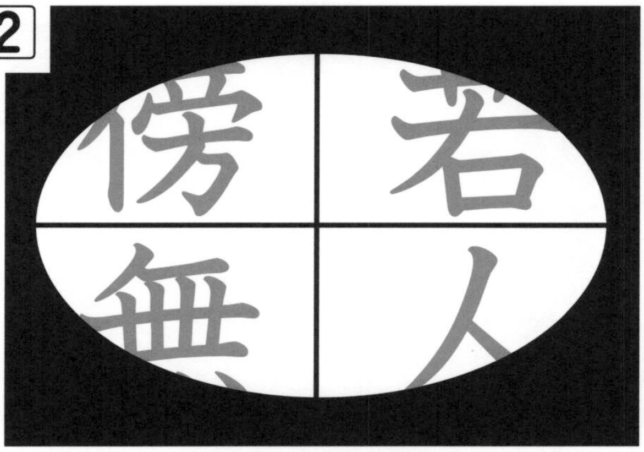

3

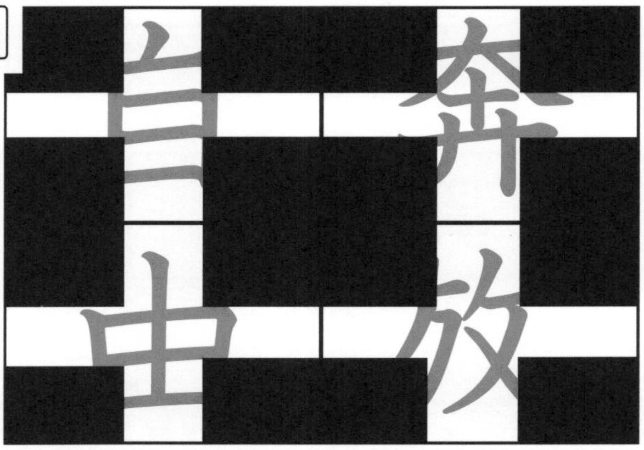

4

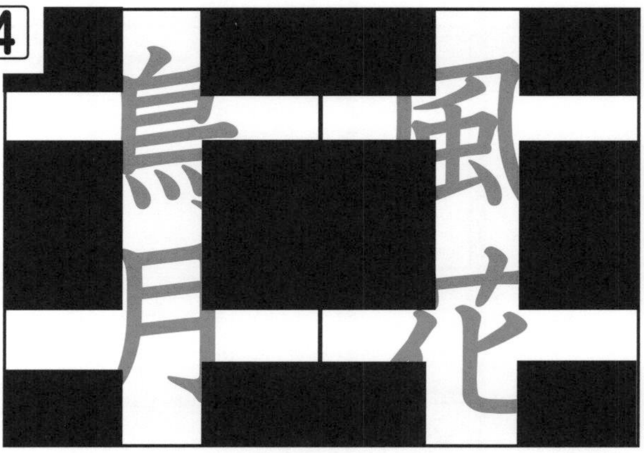

5

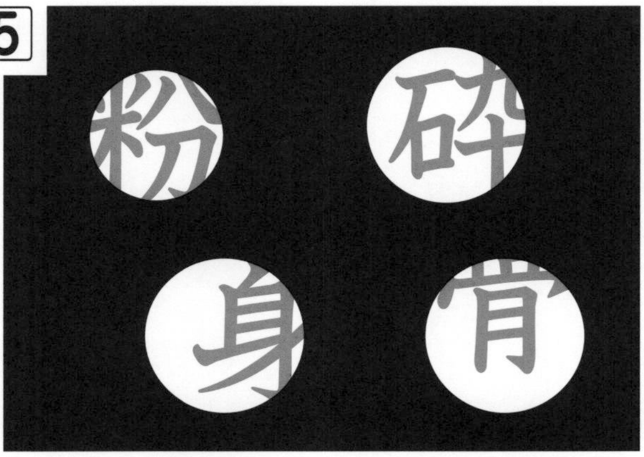

6

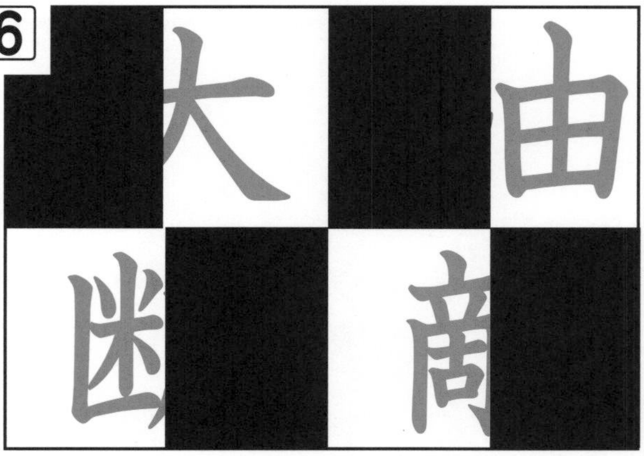

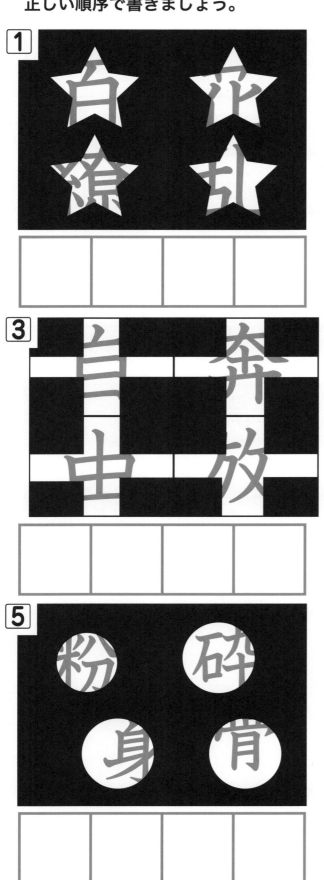

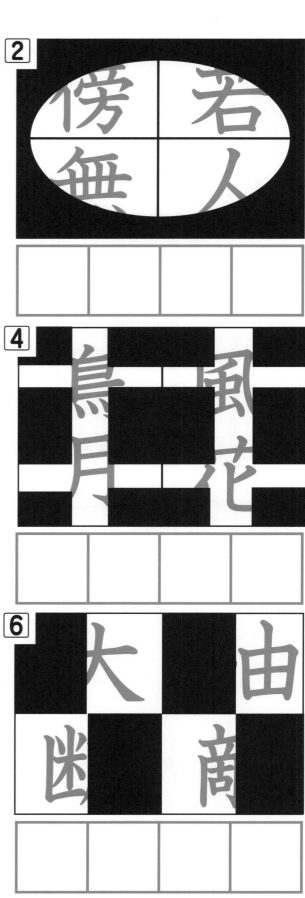

漢字パーツパズル

月　日

→答え▶P.87

UP!! 記憶力 認知力

時間　分　秒
正答数　／12

●漢字のパーツを組み合わせて、漢字１字をつくりましょう。

番号	パーツ	答え
1	虫　天	→ □
2	建　金	→ □
3	心　秋	→ □
4	貝　次	→ □
5	舌　言	→ □
6	氵　炎	→ □
7	日　⺮　丨	→ □
8	白　水　糸	→ □
9	更　馬　へ	→ □
10	百　宀　イ	→ □
11	儿　去　氵	→ □
12	火　言　火	→ □

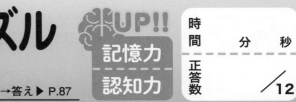

漢字クロスワード

月　　日

→答え▶P.87

UP!! 記憶力 認知力

時間　　分　　秒
正答数　　／28

●タテ・ヨコのヒントの表す言葉を考えて、下のリストから字を選び、マス目に書きましょう。リストの漢字は１度ずつ全て使います。

1	十	2	百	3	■	4 再	5
月	■	調	■	6	7	■	拍
8	9	■	10 改	■	11	12	
■	13	14		15	■	卵	■
16 協	■	績	■	17	18	■	19 順
20	郷	■	21 究	■	22	23	
組	■	24		25	■	護	■
26	衆		■	27	動		経

リスト

歩　同　道　極　行　産　運　業　五　量
神　歩　革　残　海　三　守　国　留　子
書　北　合　命　雨　名　産　番

タテのヒント

1 陰暦《いんれき》の五月《ごがつ》ごろに降《ふ》る長雨《ながあめ》。読《よ》みは「さみだれ」

2 何人《なんにん》かの人《ひと》がいっしょに歩《ある》くときの、足《あし》を動《うご》かす調子《ちょうし》。「○○を合《あ》わせる」

3 歩《ある》くこと。「○○者天国《しゃてんごく》」

5 三《みっ》つの条件《じょうけん》がすべて備《そな》わっていることを「○○○揃《そろ》う」などという

7 文字《もじ》を筆《ふで》と墨《すみ》で書《か》く芸道《げいどう》

9 大量生産《たいりょうせいさん》の略《りゃく》。「○○化《か》に成功《せいこう》する」

10 制度《せいど》やシステムを新《あたら》しくすること。「構造《こうぞう》○○」「政治《せいじ》○○」

12 卵《たまご》を産《う》むこと

14 事業《じぎょう》や学術研究上《がくじゅつけんきゅうじょう》でなしとげた仕事《しごと》やその成果《せいか》

15 名前《なまえ》をつけること

16 経済的相互援助《けいざいてきそうごえんじょ》のために小規模《しょうきぼ》な生産者《せいさんしゃ》や消費者《しょうひしゃ》が出資《しゅっし》することによって組織《そしき》された組合《くみあい》。「農業《のうぎょう》○○○○」

18 残《のこ》りとどまること。「あの選手《せんしゅ》は来季《らいき》もチームに○○するそうだよ」

19 駅《えき》のホームで、乗車待《じょうしゃま》ちの列《れつ》のこれを守《まも》ることは、大切《たいせつ》な公衆道徳《こうしゅうどうとく》のひとつ

21 物事《ものごと》が最後《さいご》に到達《とうたつ》するところ。「○○の選択《せんたく》」

23 自分《じぶん》を守《まも》ってくれる神様《かみさま》

24 北《きた》のほうの国《くに》

25 船《ふね》で貨物《かもつ》を運《はこ》ぶこと

ヨコのヒント

1 少《すこ》しの違《ちが》いはあるが大差《たいさ》はなく、本質的《ほんしつてき》には同《おな》じであるということ

4 たびたび。しばしば。「○○再四《さいし》」

6 漢字《かんじ》の書体《しょたい》のひとつで、楷書《かいしょ》をやや崩《くず》した書《か》き方《かた》

8 地上《ちじょう》に降《ふ》った雨《あめ》の量《りょう》

11 北海道《ほっかいどう》生《う》まれの人《ひと》や動物《どうぶつ》の意《い》

13 十八世紀《じゅうはっせいき》後半《こうはん》から十九世紀《じゅうきゅうせいき》初《はじ》めにかけて、イギリスで起《お》こった経済的《けいざいてき》・社会的《しゃかいてき》大変革《だいへんかく》。これにより、資本主義的生産様《しほんしゅぎてきせいさんよう》式《しき》が確立《かくりつ》した

17 物事《ものごと》が過《す》ぎ去《さ》ったあとに、その影響《えいきょう》がなおも残《のこ》っていること。読《よ》み方《かた》は「なごり」

20 郷里《きょうり》が同《おな》じであること。「○○のよしみ」

22 家族《かぞく》などが外出中《がいしゅつちゅう》、その家《いえ》の番《ばん》をすること。「○○○電話《でんわ》」

24 シロクマのすみかはこの海《うみ》

26 ふたつ以上《いじょう》の州《しゅう》や国家《こっか》が連合《れんごう》してできた国《くに》の意《い》。アメリカが代表格《だいひょうかく》

27 スポーツを巧《たく》みに行《おこな》う感覚《かんかく》。「○○○○がいい人《ひと》」

解答

1日

※色マスは言葉が重なるところです。

1

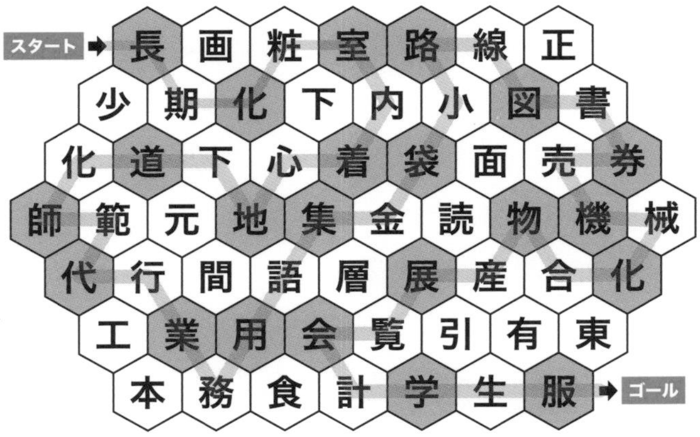

スタート
長 画 粧 室 路 線 正
少 期 化 下 内 小 図 書
化 道 下 心 着 袋 面 売 券
師 範 元 地 集 金 読 物 機 械
代 行 間 語 層 展 産 合 化
工 業 用 会 覧 引 有 東
本 務 食 計 学 生 服
ゴール

2

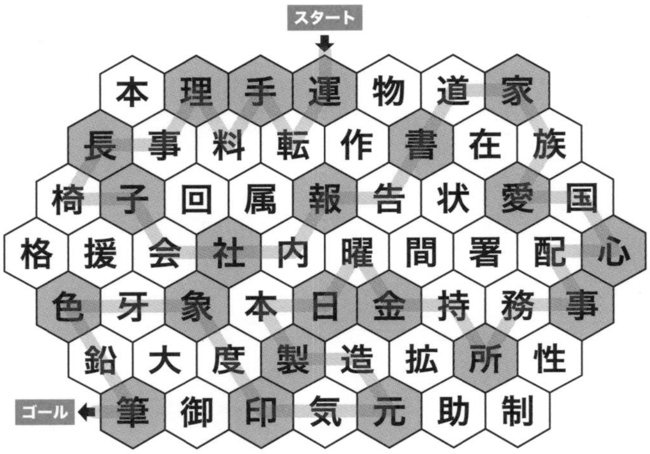

スタート
本 理 手 運 物 道 家
長 事 料 転 作 書 在 族
椅 子 回 属 報 告 状 愛 国
格 援 会 社 内 曜 間 署 配 心
色 牙 象 本 日 金 持 務 事
鉛 大 度 製 造 拡 所 性
ゴール
筆 御 印 気 元 助 制

2日

1 前代未聞
2 自己満足
3 変幻自在
4 風林火山
5 文武両道
6 破顔一笑

3日 順不同

1 肩身が狭い
株を上げる
2 腰を抜かす
浮き足立つ

4日

■	1 じ	■	■	2 し	き	■
3 し	ゆ	う	4 が	く	■	5 ち
■	う	■	い	■	■	へ
■	よ	■	6 こ	う	け	い
7 も	う	8 こ	う	■	■	せ
し	■	お	■	9 し	10 い	ん
11 や	じ	う	ま	■	ぎ	■

5日

1 均　2 湖
3 急　4 百
5 勝　6 流
7 筒　8 守
9 班

7日

1 きぬ　2 ほ
3 ていど　4 きげき
5 ぜんてい　6 とつげき
7 寄　8 水脈
9 満員　10 強敵
11 草書　12 計測

6日

				合	切				
			懇	切	一				
		安	寧	丁	丁	出	議		
	功	序	秩	止	発	百	論		
十	年	列	車	■	百	中	五	体	名
昔	一	行	夜	連	■	霧	里	一	実
		任	連	日	昇	遇	千	望	
		責	帯	旭	天	一	載		
				方	通	念			
				一	行				

8日

一	石	二	鳥	笑	一	顔	破
前	明	鏡	止	水	人	空	打
化	象	千	山	千	海	是	状
開	万	物	流	転	戦	即	現
明	羅	変	金	秋	術	色	空
文	森	途	千	当	騎	一	前
多	難	日	攫	命	絶	体	絶
憂	一	喜	一	意	専	心	後

残った文字　前途多難

9日

1 幸福　2 書道
3 音楽　4 大切
5 友達　6 放送

10日

スタート

正体	意志	実務	夢中	運営
移住	柔道	訓示	右折	医術
雲海	維持	条約	空中	痛快
一様	理事	交友	処理	印象
果実	相場	銀行	和式	裏庭
対応	業務	上着	工夫	腕白
知識	紹介	技師	職業	迫力
送迎	通貨	資質	運動	空想
責務	極地	爪先	企画	句点

ゴール

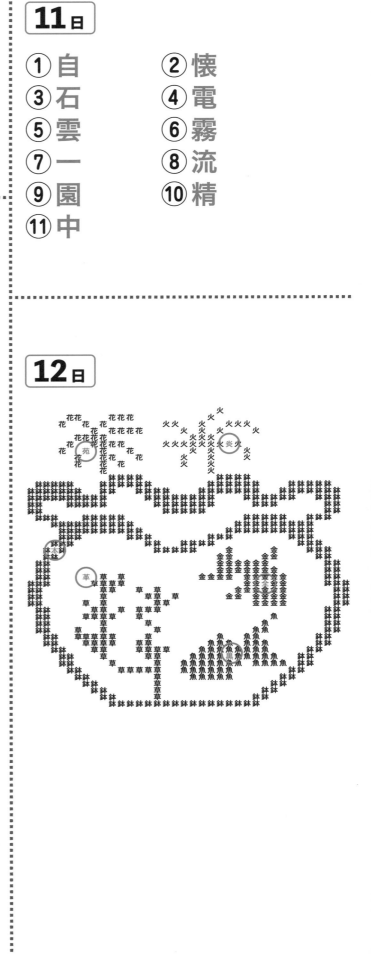

11日

① 自　② 懐
③ 石　④ 電
⑤ 雲　⑥ 霧
⑦ 一　⑧ 流
⑨ 園　⑩ 精
⑪ 中

12日

13日

1

			日		
諸	行	無	常		
事	■	■	茶	菓	子
情	■	■	飯	■	供
	絵	空	事	■	部
	画			納	屋
急	展	開		豆	

2

背	筋		新	聞	紙
格	■	豊	作	■	芝
好	青	年	■	新	居
	天	■	■	社	
	井	戸	端	会	議
		口		人	事

14日

1 青春　2 感想　3 全勝
4 栄光　5 総出　6 検討
7 大会　8 延期　9 苦笑
10 道場　11 いっし
12 きでん　13 げた
14 まえがしら

15日

※色マスは言葉が重なるところです。

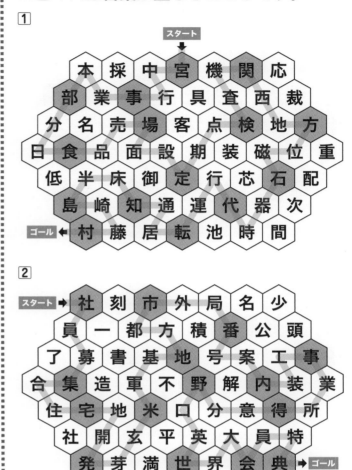

1

2

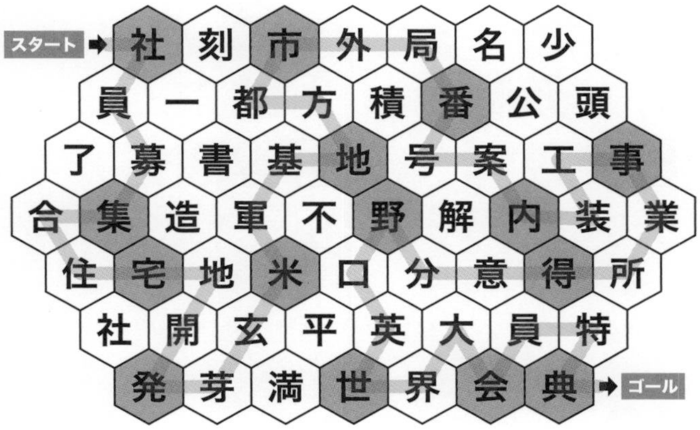

16日

1 一	2 番	列	3 車	■	4 三
5 心	外	■	6 内	陸	国
不	■	7 背	広	■	志
8 乱	9 筆	■	10 告	11 白	■
■	12 記	名	■	13 身	14 長
15 正	体	■	16 雑	魚	寝

17日 赤字が答えです。

1 老若　2 建立
3 土壇場　4 白髪
5 言質　6 奉行　7 砂利
8 玄人　9 布団　10 大和
11 法度　12 境内　13 夏至
14 遊山　15 秋刀魚
16 早苗　17 支度　18 台詞

18日

1 太鼓判　2 助太刀
3 桃源郷　4 雰囲気
5 摩天楼　6 上機嫌

19日 赤字が答えです。

1 青天白日→日常茶飯事
→事業主→主題歌
→歌舞伎役者
2 公明正大→大願成就
→就職活動→動物園
→園芸→芸術作品
3 枝葉末節→節足動物
→物価水準→準優勝
→勝負師→師範代
4 大道芸→芸術家
→家電量販店→店屋物
→物見遊山→山吹色

20日

	1 原		2 風	雲	3 児
4 運	動	能	力		童
	力		5 発	車	
6 専		7 市	電		8 扇
9 門	前	町		10 穴	子
家		11 村	役	場	

21日 順不同

万国旗　風物詩
氷点下　登竜門

22日 間違っている字→正しい字

1 共→協　2 感→関
3 戒→会　4 行→口
5 表→現　6 続→族
7 合→会　8 間→簡
9 解→開　10 初→始
11 科→化　12 中→仲

23日

1 意気投合―一騎当千
2 無理無体―五里霧中
3 大同小異―鉄道唱歌
4 日常茶飯―自浄作用
5 怪奇小説―人気商売
6 用意周到―上位集団
7 景品交換―海浜公園

24日

1 どろ　2 がみ
3 てしお　4 かぶ
5 おん　6 きぬ
7 折　8 口車　9 背
10 茶　11 光　12 虫

25日

年		商	店	街		音	感
中	古	品			文	楽	
無		化	学	変	化		両
休	日		習		人	気	者
	進	行	方	向		苦	
	月		法		慰	労	会
散	歩	道		学	問		社
髪			武	士		委	員

26日

1 順不同
武士の情け
額に汗する
2 渡りに船
一花咲かせる

27日

		手	間				
	密	度	二	十	行	一	
二	束	磁	金	四	通	方	
文	三	寸		達	八	分	
	舌	長	期		腹	目	選
	人	形	手	人	説	科	択
	者	武	歌	気	小	学	
				意	生		

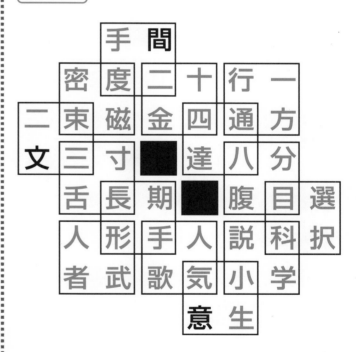

28日

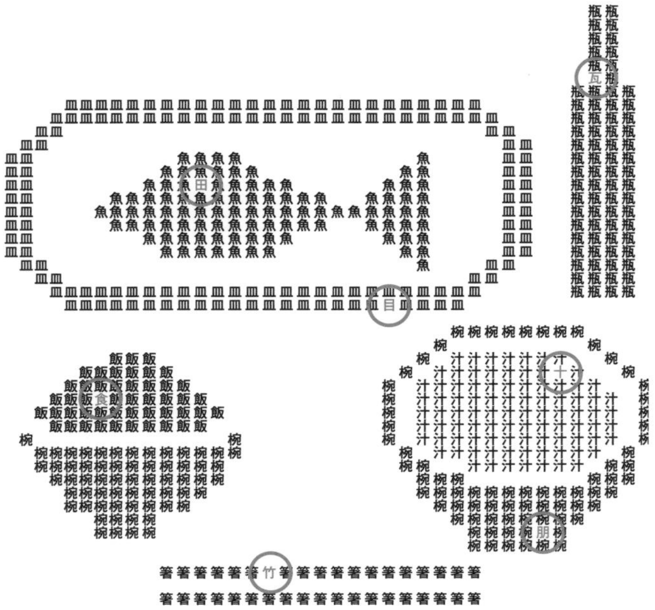

29日

1 名　2 元
3 反　4 大
5 火　6 目
7 間　8 金

※6の「目深」の読みは「まぶか」
7の「眉間」の読みは「みけん」

30日

世	英	口	野	聖	海	空	小
阿	長	玄	澄	長	徳	真	野
弥	野	最	信	信	道	太	妹
盛	高	成	三	田	石	原	子
清	田	道	中	織	武	馬	藤
平	藤	正	岡	子	規	竜	部
斎	造	幸	長	宣	居	本	式
村	呂	麻	村	田	上	坂	紫

残った文字　真田幸村

31日

1 こう　2 さち
3 ちょう　4 まち
5 じつ　6 み
7 そく　8 とら
9 てき　10 ふえ
11 とう　12 あ

32日

1 席　2 鈴　3 原
4 曜　5 歯　6 気
7 開　8 浴　9 案

33日

母	子	弟	兄	貴	殿
親	友	分	当	社	様
凡	人	速	時	分	子
平	原	高	価	物	供
日	形	台	灯	点	述
期	定	所	文	句	語

35日

スタート

主催	因果	拡充	革新	格調
囲炉裏	論証	丁重	歌声	影響
履歴	採掘	机	茶道	尽力
騎馬	番傘	縁日	逐一	丁度
匹敵	距離	重厚	賃貸	世相
早急	噂	魔法	稲妻	難局
食卓	讃美	白夜	原稿	水晶
追尾	備蓄	駆動	浮世絵	獲物
詳細	航空	洞察	永久	濃淡

ゴール

34日

1 深	夜	■	2 別	3 天	4 地
海	■	5 職	人	気	質
6 魚	7 市	場	■	予	■
■	民	■	8 情	報	9 通
10 船	■	11 鼻	緒	■	知
12 主	音	声	■	13 年	表

36日

1 灯台　2 難　3 模
4 創的　5 武器　6 不断
7 寝　8 観戦　9 天才
10 宣告　11 せいかん
12 りきし　13 こうだん
14 げんかつ

37日

■	1 た	2 き	■	■	■	3 ろ
■	■	4 ゆ	う	5 し	よ	う
6 ふ	つ	う	■	ん	■	し
■	■	7 め	い	さ	8 い	■
9 ぎ	10 れ	い	■	■	11 り	ち
■	ん	■	12 ぎ	■	よ	■
■	13 さ	い	り	よ	う	■

38日

1 南　2 箱　3 茨
4 湖　5 蜜　6 沼
7 嵐　8 疑　9 潤
10 暑　11 浮　12 穏

39日 間違っている字→正しい字

1 機→器　2 納→治
3 以→依　4 儒→需
5 離→放　6 冠→干
7 感→歓　8 引→弾
9 錬→練　10 看→患
11 積→績　12 気→機

40日

1

運	転	免	許	証	
動	■	震	■	明	日
会	■	構	■	■	傘
	木	造	家	屋	
	版	■	■	台	
自	画	自	賛		

2

		水	陸	両	用
	地	中	海		
気	球	■	空	梅	雨
体	温	計			模
	暖			王	様
文	化		雪	国	

41日

1 つくえ　2 すてき
3 せんしつ　4 とうなん
5 ほしん　6 けいらん
7 降　8 輸送
9 希望　10 製造
11 初耳　12 立憲

42日

※色マスは言葉が重なるところです。

1

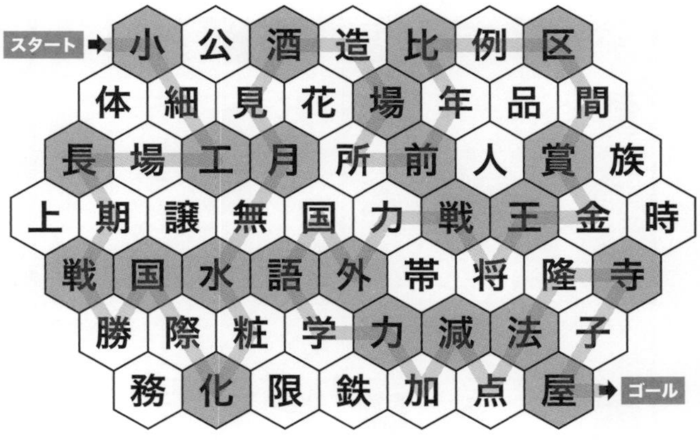

2

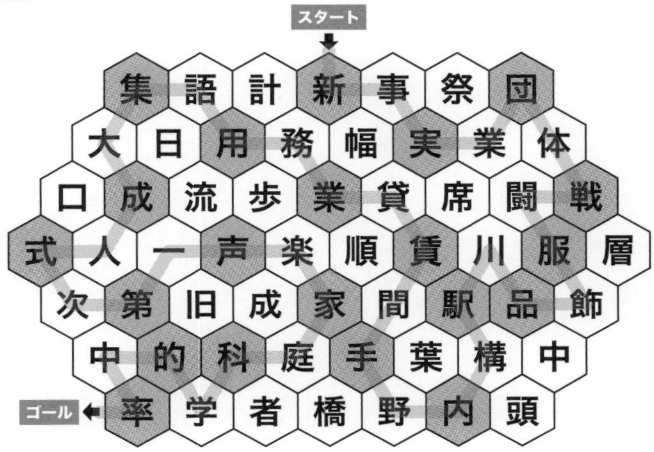

スタート
集 語 計 新 事 祭 団
大 日 用 務 幅 実 業 体
口 成 流 歩 業 貸 席 闘 戦
式 人 一 声 楽 順 賃 川 服 層
次 第 旧 成 家 間 駅 品 飾
中 的 科 庭 手 葉 構 中
ゴール
率 学 者 橋 野 内 頭

43日

第	六	感	■	一	期	一	会
一	■	熱	帯	夜	■	心	■
声	明	■	封	■	過	不	足
■	確	信	■	違	■	乱	■
邪	■	条	件	反	射	■	電
馬	耳	■	数	■	手	拍	子
台	■	異	■	講	座	■	工
国	会	議	事	堂	■	独	学

44日

1 試行錯誤―投稿作品
2 品行方正―学校法人
3 臥薪嘗胆―正真正銘
4 自由闊達―群雄割拠
5 取捨選択―放射線状
6 栄枯盛衰―没個性的
7 古代遺跡―問題意識

45日

1 むつき　2 きさらぎ
3 やよい　4 うづき
5 さつき　6 みなづき
7 ふみづき(ふづき・ふんづき)
8 はづき(はつき)
9 ながつき
10 かんなづき
(かみなづき・かみなしづき・かむなづき)
11 しもつき
12 しわす(しはす)

46日

1 笑顔　2 新年
3 本気　4 親子
5 家族　6 協力

47日

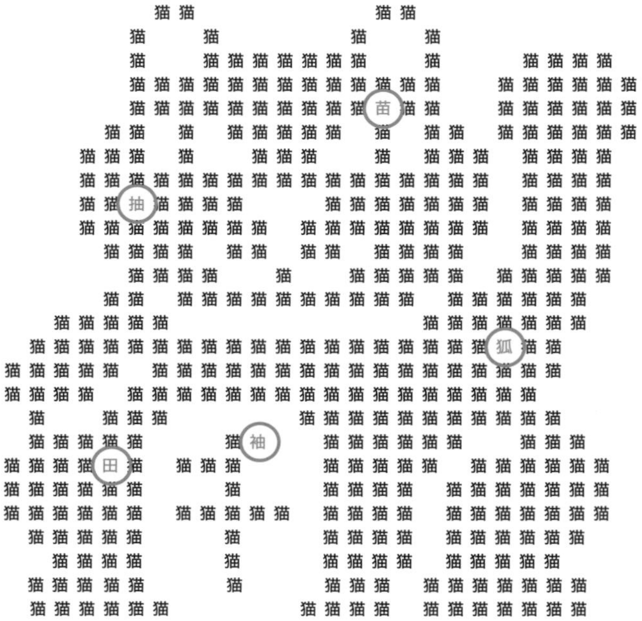

50日

洗	濯	物	■	木	綿	■	鼓
車	■	真	空	管	■	自	動
■	相	似	■	楽	天	家	■
理	性	■	大	器	■	製	品
想	■	近	海	■	随	■	薄
的	中	■	原	始	時	代	■
■	心	酔	■	業	■	役	人
盆	地	■	紫	式	部	■	柄

48日

1 順不同

頭角を現す
心に留める

2 腹を割る
根も葉もない

51日

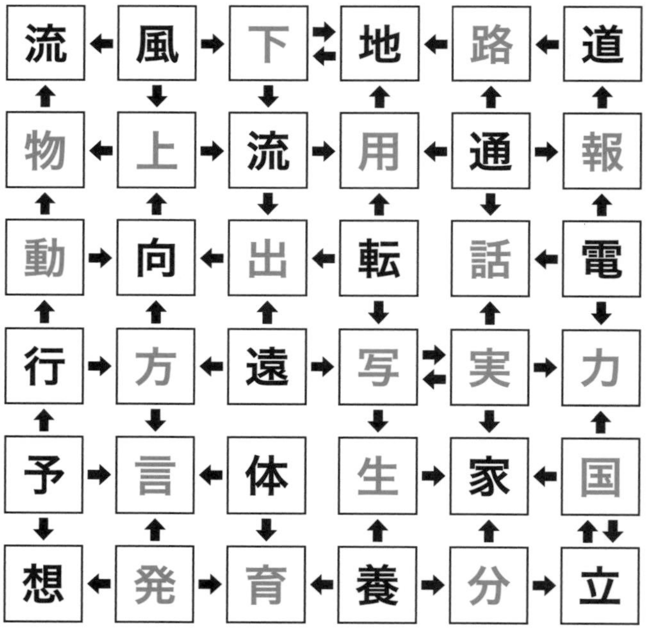

49日

1 ごくあく　2 やくじょう
3 こうてつ　4 しんちょく
5 しいか（しか）　6 れんか
7 いっそく　8 にゅうわ
9 ういじん　10 せけんてい

52日

順不同

万有引力　優柔不断
自由奔放　大義名分

53日

公	明	正	大		新	世	界
	鏡		国	有		代	
禁	止	令		名	刺	交	換
	水		新	人		代	金
屈		見	聞		司		所
強	引		記	者	会	見	
	出	来	事		進	学	校
見	物	客		壮	行	会	

54日

※色マスは言葉が重なるところです。

1

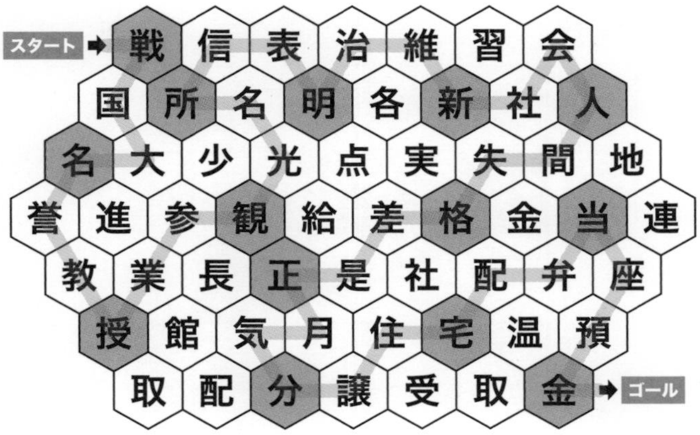

2

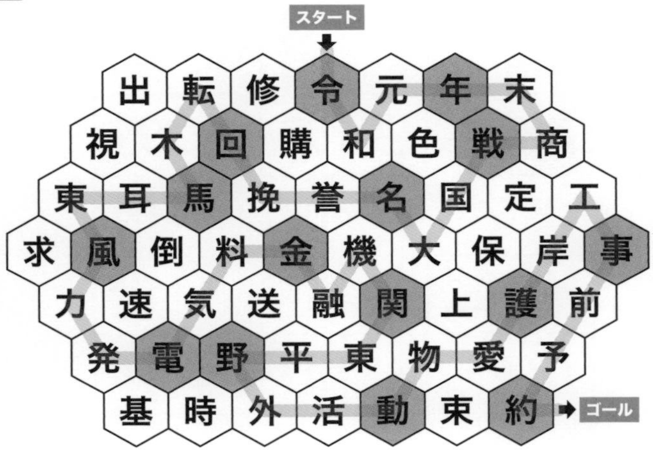

55日

1 仏　2 着付
3 高価　4 小町
5 旗　6 氷河
7 難局　8 隊員
9 正体　10 外国
11 叩(敲)　12 尾
13 たかな　14 あ

56日

1

小			説	明	書
春		聖	■	智	
日	本	人	観	光	客
和	■	君	■	秀	
	甲	子	園	■	機
	乙		児	童	会

2

後	生	大	事		
日			務		地
談		四	方	八	方
					自
十	二	単			治
指		一	心	同	体

57日

初	舞	台	■	拡	張	■	緑
任	■	所	作	■	本	拠	地
給	水	■	文	化	人	■	帯
■	面	影	■	粧	■	平	■
門	下	■	底	■	違	和	感
外	■	一	辺	倒	■	外	■
不	平	等	■	立	体	交	差
出	■	星	座	■	操	■	額

58日

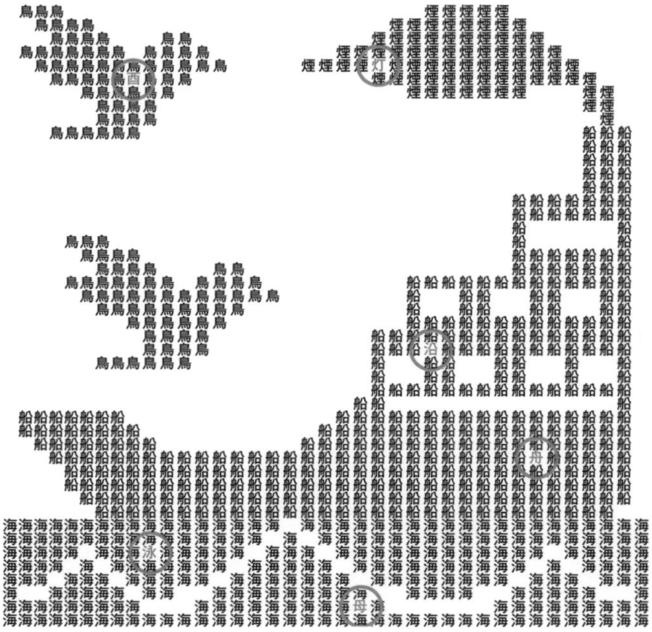

59日

→ スタート

右	往	左	往	復	切	符	号	外	野
末	転	倒	立	候	補	完	全	無	手
本	民	家	事	務	所	在	地	欠	前
標	古	目	礼	儀	作	法	産	勤	勝
格	稽	曲	内	安	全	人	地	務	手
骨	無	謡	家	像	体	事	消	先	順
露	唐	歌	曲	作	動	異	印	入	風
結	荒	守	子	太	明	証	鑑	観	満
転	天	破	踏	未	跡	人	客	光	帆
承	起	縁	奇	縁	合	場	丁	長	船

60日

1 百花繚乱
2 傍若無人
3 自由奔放
4 花鳥風月
5 粉骨砕身
6 油断大敵

61日

1 蚕
2 鍵
3 愁
4 資
5 話
6 淡
7 笛
8 線
9 験
10 宿
11 流
12 談

62日

五	十	歩	百	歩	■	再	三
月	■	調	■	行	書	■	拍
雨	量	■	改	■	道	産	子
■	産	業	革	命	■	卵	■
協	■	績	■	名	残	■	順
同	郷	■	究	■	留	守	番
組	■	北	極	海	■	護	■
合	衆	国	■	運	動	神	経

大きな字で脳活性！

川島隆太教授のわくわく漢字 脳ドリル

2023年5月2日　第1刷発行

監修者　川島隆太
発行人　土屋徹
編集人　滝口勝弘
編集長　古川英二
発行所　株式会社Gakken
〒141-8416　東京都品川区西五反田 2-11-8
印刷所　中央精版印刷株式会社

STAFF　編集制作　株式会社 エディット
本文DTP　株式会社 千里
校正　奎文館

※本書は、「川島隆太教授の脳トレ　パズル大全　日めくり 366日」「大人の脳活　おもしろ！ことばパズル」「大人の脳活　おもしろ！漢字パズル」「おもしろ！脳活パズル 120日」「おもしろ！脳活パズル 120 日　クロスワード編」「川島隆太教授の健康脳ドリル　110日　絵パズル編」「川島隆太教授の健康脳ドリル　110日　ひらめきパズル編」「もっと脳が活性化する 100日間パズル①②③④」「川島隆太教授のダジャレ漢字 120 日脳ドリル」「川島隆太教授の脳トレ　漢字大全　日めくり 366 日」を再編集・改変したものです。

この本に関する各種お問い合わせ先

●本の内容については、下記サイトのお問い合わせフォームよりお願いします。
https://www.corp-gakken.co.jp/contact/
●在庫については　Tel 03-6431-1250（販売部）
●不良品（落丁・乱丁）については　Tel 0570-000577
学研業務センター
〒354-0045　埼玉県入間郡三芳町上富 279-1
●上記以外のお問い合わせは　Tel 0570-056-710（学研グループ総合案内）